中医药临床循证丛书（第一辑）

糖尿病肾病

主编

 毛　炜（广东省中医院）

 薛长利（Charlie Changli Xue，澳大利亚皇家墨尔本理工大学）

副主编

 杨丽虹（广东省中医院）

 Johannah Linda Shergis（澳大利亚皇家墨尔本理工大学）

编委

 广东省中医院（以姓氏笔画为序）

 刘旭生　张腊　张蕾　秦新东　郭新峰　温泽淮

 澳大利亚皇家墨尔本理工大学

 Anthony Lin Zhang（张林）

 Charlie Changli Xue（薛长利）

临床专家指导小组（以姓氏笔画为序）

 李建民（北京中西医结合医院）

 鲁　盈（浙江省立同德医院，浙江中医药大学附属医院）

 David Johnson（亚历山大公主医院，昆士兰大学，澳大利亚）

 George Wu（信用谷医院，加拿大）

人民卫生出版社

图书在版编目（CIP）数据

糖尿病肾病／毛炜，薛长利主编.—北京：人民
卫生出版社，2019
（中医药临床循证丛书）
ISBN 978-7-117-28118-8

Ⅰ.①糖… Ⅱ.①毛…②薛… Ⅲ.①糖尿病肾病－
中医治疗法 Ⅳ.①R256.5

中国版本图书馆 CIP 数据核字（2019）第 030688 号

| 人卫智网 | www.ipmph.com | 医学教育、学术、考试、健康，购书智慧智能综合服务平台 |
| 人卫官网 | www.pmph.com | 人卫官方资讯发布平台 |

中医药临床循证丛书——糖尿病肾病

主　　编：毛　炜　薛长利
出版发行：人民卫生出版社（中继线 010-59780011）
地　　址：北京市朝阳区潘家园南里 19 号
邮　　编：100021
E - mail：pmph @ pmph.com
购书热线：010-59787592　010-59787584　010-65264830
印　　刷：河北新华第一印刷有限责任公司
经　　销：新华书店
开　　本：710×1000　1/16　印张：12
字　　数：184 千字
版　　次：2019 年 4 月第 1 版　2019 年 4 月第 1 版第 1 次印刷
标准书号：ISBN 978-7-117-28118-8
定　　价：42.00 元

打击盗版举报电话：010-59787491　E-mail：WQ @ pmph.com
（凡属印装质量问题请与本社市场营销中心联系退换）

中医药临床循证丛书编委会

总策划

吕玉波(广东省中医院)

陈达灿(广东省中医院)

Peter J Coloe(澳大利亚皇家墨尔本理工大学)

总主编

卢传坚(广东省中医院)

薛长利(Charlie Changli Xue,澳大利亚皇家墨尔本理工大学)

副总主编

郭新峰(广东省中医院)

温泽淮(广东省中医院)

张　林(Anthony Lin Zhang,澳大利亚皇家墨尔本理工大学)

Brian H May(澳大利亚皇家墨尔本理工大学)

顾问委员会

陈可冀(中国中医科学院)

吕爱平(香港浸会大学)

Caroline Smith(澳大利亚西悉尼大学)

David F Story(澳大利亚皇家墨尔本理工大学)

方法学专家组

卞兆祥(香港浸会大学)

George Lewith(英国南安普顿大学)

刘建平(北京中医药大学)

Frank Thien(澳大利亚莫纳什大学)

王家良(四川大学)

免责声明

    本专著致力于对古今最佳中医证据进行系统评价。我们将尽最大努力以确保本书数据的准确性和完整性。该书主要针对临床医生、研究人员和教育工作者。循证医学主要包括现有的最佳证据，医生的临床经验和判断以及病人的愿望这三方面。需要注意的是，本书提及的所有中医疗法并非被所有国家接受。同时，本书出现的一些中药可能因为其存在毒性，或是濒危野生动植物种国际贸易公约严禁捕猎和采摘的动植物，现已不再使用。临床医生、研究者和教育工作者应遵循相关规定。患者参考本专著可向已获得中医执业资格证书的医生寻求更专业的意见和建议。

总主编简介
卢传坚教授,博士

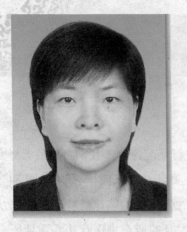

　　卢传坚,女,广东省潮州市人,医学博士,广州中医药大学教授、博士生导师,澳大利亚墨尔本皇家理工大学荣誉教授和博士生导师。首批全国名老中医药专家学术经验继承人,广东省"千百十"工程国家级人才培养对象。现任广东省中医院、广东省中医药科学院、广州中医药大学第二临床医学院副院长。兼任中华中医药学会免疫学分会主任委员,世界中医药学会联合会免疫学分会副会长,中国生物技术学会生物样本库分会中医药学组组长,广东省中医标准化技术委员会、广东省中医药学会中医药标准化专业委员会、广东省中西医结合学会标准化专业委员会主任委员等职务。

　　主持并完成国家中医药行业重大专项、国家"十一五"科技支撑计划等国家和省部级课题近 20 项。目前主持国家"十二五"科技支撑计划、国家自然科学基金、广东省自然科学基金团队项目等项目;主编出版《常见皮肤病性病现代治疗学》《皮肤病治疗调养全书》《中西医结合老年皮肤病学》、*The Clinical Practice of Chinese Medicine:Urticaria*、*The Clinical Practice of Chinese Medicine:Eczema & Atopic*、*The Clinical Practice of Chinese Medicine:Psoriasis & Cutaneous Pruritus*、*Evidence-based Clinical Chinese Medicine:Psoriasis vulgaris*、《当代名老中医养生宝鉴》《慢性病养生指导》《中医药标准化概论》等专著 16 部;以第一作者及通讯作者发表相关学术论文 120 余篇,其中 SCI 收录 40 多篇;获得国家发明专利授权和软件著作权共 4 项,获省部级教学、科研成果奖共 11 项;曾荣获"全国优秀科技工作者""全国首届杰出女中医师""第二届全国百名杰出青年中医""中国女医师协会五洲女子科技奖临床医学创新奖""南粤巾帼创新十杰""广东省'三八'红旗手标兵"等称号。

总主编简介
薛长利教授,博士

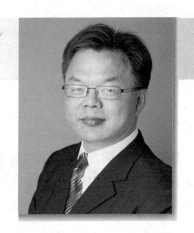

　　薛长利,澳大利亚籍华人,1987 年毕业于广州中医药大学。2000 年于澳大利亚皇家墨尔本理工大学(RMIT)获得博士学位。作为学者、研究员、政策管理者及执业中医师,薛教授有将近 30 年的工作经验。薛教授对中医药循证医学教育、中医药发展、临床研究、管理体系、政策制定及为社区提供高质量的临床服务,起到了十分重要的作用。薛教授是国际公认的中医药循证医学和中西医结合医学的专家。

　　2011 年,薛教授被澳大利亚卫生部长委员会任命为澳大利亚中医管理局首任局长(2014 年连任)。2007 年,薛教授开始担任位于日内瓦的世界卫生组织总部传统医学顾问委员会委员。此外,2010 年 8 月至今薛教授还被聘为广东省中医药科学院(广东省中医院)的名誉高级首席研究员。

　　薛教授现任澳大利亚皇家墨尔本理工大学教授,健康及生物医学院执行院长。他同时也是中澳国际中医药研究中心联合主任及世界卫生组织传统医学合作中心主任。1995 年至 2010 年,薛长利担任皇家墨尔本理工大学中医系系主任,开设了 5 年制中医和健康科学双本科和 3 年制硕士学位课程。现在该中医系的中医教学及科研发展已经处于全球领先地位。

　　薛教授的科研经费已超过 2300 万澳大利亚元。这包括 6 项澳大利亚国家健康与医学研究委员会项目(NHMRC)和 2 项澳大利亚研究理事会项目(ARC)。薛教授发表高质量的科研文章 200 多篇,并经常应邀到众多国内外会议做主题演讲。薛教授在辅助医学的教育、科研、管理和实践方面已接受超过 300 家媒体的采访。

致　　谢

非常感谢协助古籍和现代文献数据库检索、筛选和数据录入的简健麟、王春蓬、周锴、黄贵锐、刘嘉玲、梁珏瑶、赖佳琪等以及全体工作人员的努力。

中医药临床循证丛书
总　　序

　　中医药学是个伟大的宝库,也是打开中华文明宝库的钥匙。在现代医学日新月异发展的进程中,中医药学仍然充满活力,造福人类健康。根源于朴素唯物辩证论等中国古代哲学思想形成的中医药理论体系,本着"有诸内者,必形诸外"的原则,历经几千年诊疗实践的积累和总结,中医药学理论日臻完善,为中华民族几千年的繁衍生息做出了卓越贡献。在科学技术发展日新月异的当今,中医药国际化热潮方兴未艾,其疗效和价值正为世界越来越多的人所认识,中医药的国际化、现代化面临前所未有的机遇和挑战。

　　循证医学植根于现代临床流行病学,并借助近代信息科学的春风"一夜绿江南"。循证医学理念的提出已经在欧美等发达国家引起医学实践模式及观念的巨大变革:它使人们认识到,一些理论上应当有效,但实际上无效或弊大于利的治疗措施可能被长期、广泛地应用于临床,而一些似乎无效的治疗方法经大样本多中心随机对照试验(RCT)或 RCT 的系统评价后被证实为真正有效或利大于弊;这对医疗实践、卫生政策、健康普及宣教以及医学科研教育等方面产生了越来越大的影响。中医药理论体系的确立是立足于临床实践经验积累的基础上,中医药的临床与基础研究是基于临床疗效的基础上,这与当今循证医学理念有异曲同工之妙。循证医学强调基于最严谨的科学证据,将个人临床经验与客观研究结论相结合,指导医疗决策,开展临证实践,其理念的引入,是中医药学发展的新契机! 我们相信,循证医学广泛应用于中医药临床实践与科学研究,会大力推动中医药走向世界。

　　循证医学核心的"三驾马车"还包括临床医生经验和技能,以及对患者价值观和意愿的尊重;同时其证据系统不仅重视双盲 RCT,还包括观察性研究以及专家经验等多种类型的证据。临床医生进行循证诊疗时需要根据其可获得的"当前、最佳"证据进行整体把握,这对中医药学开展的现代临床研究尤其显得珍贵。中医药界对中医是否需要、如何进行循证医学研究有过激烈的争论。我们以为:循证医学对中医药是"危"亦是"机",是中医药传承与发扬、现代化、国际化的必由之路;因为任何一门学科都需要与时俱进、不断扬弃才能自我更新、不断发展。古老的中医药学需要借助循证医学等现代研究方法学进行提高、助其去粗存精、去伪存真,我们也深信只有经过循证医学的洗礼,她才能获得凤凰涅槃式的重生与发展。

广东省中医院和澳大利亚皇家墨尔本理工大学合作,在中医药循证医学领域甘当排头兵,积极探索中医药整体证据的搜集、提炼、整理、评价方法,选择对人类健康影响重大且中医药治疗特色优势显著的 29 个疾病病种(首批),经过研究编撰形成中医药临床循证系列丛书,对于推动中医药循证进程将发挥重要作用。

本套丛书有三大特色,一是科学运用了整体证据的方法。中医药因为其自身的特色和发展阶段,现阶段高质量临床试验为数尚少,当前指导中医师实践的大多数信息是由古代名医专著、编撰教科书、撰写学术杂志报告的专家组意见,故此类证据的系统梳理与评价很关键,本书的"整体证据"包括了此类证据,及临床试验和实验研究的证据。这种"整体证据"的方法,综合各种类型和级别的证据,能够综合所有来源的可获得证据,权衡不同疗法的潜在风险与获益,以达到"最佳可获得的证据",并将其提供给临床医生和医学教学人员,指引他们的诊疗行为,使全球患者获益。

丛书的另一显著特色是系统检索了古籍文献某病种的治疗措施,即古代治疗经验,并与现代的病种概念相印证,评价内容包括其使用历史、普及性及当前临床实践的相关性。这将为主要治疗措施的使用提供全面的文献材料,用于评价某种干预措施可能的长期安全性、治疗获益,并可为临床及实验研究提供方向。

丛书的第三个显著特色是同时提供中英文两种版本,故能使全世界的患者、中医执业者、临床医生、研究者和教学人员获益。

虽然目前中医药高质量的临床研究证据尚为数不多,仅靠阅读、参考本套丛书仍然难以体现循证实践的全部内容,但我们坚信,将所有证据系统总结、严格评价、定时更新的方法是循证中医药学迈出的坚实步伐。本书的策划者、总主编独具慧眼,希冀能借助循证医学之东风,助推中医药学完成系统整理、分清泌浊、传承更新之壮举。余深以为然,故乐为之序。

中国科学院院士

中国老年学学会名誉会长

中国中西医结合学会名誉会长

2016 年 6 月

前　言

20 世纪后期,越来越多的国家开始接受和使用中医(包括针灸和中药)。同时,循证医学的发展和传播为中医的发展提供了机遇和挑战。

中医的发展机遇体现在循证医学的三个重要组成部分:现有的最佳证据,医生的临床经验和判断以及病人的愿望。以病人为本的思想反映了古今中医治病救人的本质。然而,中医的发展也存在不少挑战,尽管中医治病已有两千多年的悠久历史,但目前仍缺乏高质量的临床研究证据支持。

为了解决这一问题,我们需要从现有的临床证据中寻找高质量的临床证据,同时有效地利用这些证据评估中医治病的有效性和科学性,从而推动中医循证实践的发展。

随着中医循证实践的发展,我们需要一些专著,它们可以通过现有的最佳证据对中医治疗临床常见病进行系统和多维地评估从而指导临床实践和教学。现代中医立足于古籍和古代名医专著以及国医大师的临床经验,同时在临床和实验研究中不断摸索、开拓与创新,从而验证和完善祖国医学的精粹宝库。

中医治病强调"整体观",我们通过对这些"整体证据"中的各类型证据进行综合分析和评估,为医生的临床决策提供可靠依据。

本书的"整体证据"包括两个重要组成部分。第一部分是现代教科书和临床指南专家共识制定的疾病诊断、鉴别和治疗意见,从宏观的角度认识和了解该病的现状。第二部分是古代证据的检索、整理、评价和推荐。我们根据该疾病的相关中医病名或症状体征在逾千本中医古籍中进行了检索,检索结果提供了古代该疾病的病因、病机和治疗等信息,并揭示了古代和现代对疾病认识和医疗实践之间的连续性和不连续性,可为未来的研究提供方向和依据。

本书的核心内容是对现代中医临床研究证据质量的评估。我们使用 Cochrane 协作网制定的方法对现有的中医研究进行系统评价,例如对随机对照试验(RCT)的研究结果进行 meta 分析。同时,通过对研究中出现的中药、方剂和针灸穴位及疗法进行统计分析,我们发现了中医疗法与现代临床之间的联系,例如哪些疗法在治疗某类疾病时与单用西药比较疗效较好。除随机对照试验外,我们还对非随机对照试验和无对照研究进行了统计分析,这在一定程度上扩大了中医研究证据集。同时,我们对使用频次最高中药的临床前实验研究进行了文献整理,以探讨其在疾病治疗中的作用机制。

这种"整体证据"的研究方式将古籍、临床研究、实验研究和临床实践巧妙地联系在一起,为读者提供了中药、针灸、太极拳等中医疗法的疗效和安全性证据。

本系列专著计划中英双语发行,这将为全世界的临床医生、研究人员和教育工作者提供现有的最佳证据以指导他们的临床决策。希望专著的出版能为全世界中医循证实践的发展做出自己的贡献。

丛书总主编:卢传坚教授
中国,广东省中医院
薛长利(Charlie Changli Xue)教授
澳大利亚,皇家墨尔本理工大学
2017 年 11 月

如何使用本书

目的

该书主要针对临床医生、研究人员和教育工作者。本书通过系统和多维度的整理、评价现有中医治疗各类常见疾病的最佳证据,以指导高等医学教育和临床实践。

相关概念的"定义"

本书最后呈现的术语表归纳总结了本书中多次出现的术语和概念,如统计检验、方法学、评价工具和干预措施等。例如,中西医结合是指中医与西医联合治疗,而联合疗法是指两种或者两种以上的不同中医疗法(如中药、针灸或其他中医疗法)联合使用。

数据分析和结果的解释

我们使用了大量的统计分析方法合并现有的临床研究证据。在一般情况下,二分类数据的效应量以风险比(RR)和95%置信区间(CI)形式报告;连续型数据则以均数差(MD)和95%CI形式报告。*表示有统计学意义。读者应该注意到统计学意义与临床意义不能对等。结果的解释应考虑到临床意义、研究质量(高风险、低风险或偏倚风险不明确)和研究的异质性。异质性检验的统计量 I^2 大于50%被认为各研究间存在较大异质性。

证据的使用

本书使用国际认可的证据质量评价与推荐体系 GRADE 来总结使用了合

理对照(安慰剂及指南认可治疗)以及关键和重要结局(根据 GRADE 标准,结局重要性评价在 4 分及以上)的临床研究证据的质量和推荐强度。由于中医临床实践的复杂性及各国家地区卫生法规、中医药接受程度的不同,本书仅给出了证据质量评价的汇总表,未包含推荐意见。请读者参照当地医疗环境合理解读和使用证据。

局限性

　　读者应该注意一些关于古代文献和临床证据的方法学局限性。

- 用于检索中华医典数据库的检索词可能尚不全面,这可能对结果有一定影响。
- 对古籍条文的理解可能不同。
- 古籍中的某些内容现代已不再使用。
- 古籍描述的一些症状可能在多种疾病中出现,虽然我们的临床专业人员对这些症状与研究疾病的相似性进行了分析,但可能存在主观判断偏差导致的偏倚。
- 绝大多数的中医药临床证据来自中国,其研究结果在其他国家和人群的适用性需要进一步评估。
- 多数研究纳入的受试者疾病严重程度、病程、疗程等疗效影响因素不同,我们尽可能地进行了亚组分析;当无法进行亚组分析时,读者应注意 meta 分析结果的适用性。
- 多数纳入研究均存在偏倚风险等方法学局限性,读者应对基于极低至中等质量证据 GRADE 评价得出的结论进行谨慎解释。
- 本书对九个中英文数据库和相关临床试验注册平台进行了全面检索,但仍然可能有少量文献未被检出,这可能对结果有一定影响。
- 方剂频次的分析仅基于方剂名,可能存在不同研究使用的方剂名称不同但其组成相同或相似。由于方剂的复杂性,方剂之间的相似性判断尚难以实现。因此第五章报道方剂使用频次可能被低估。
- 第五章对常用高频中药进行了描述,这为中药研究的进一步探索提供了线索。但该总结是基于发表文献所用方剂所含中药使用的频次,未考虑每个研究/方剂的疗效大小、实际临床使用频次和单味中药在方剂中发挥的作用。

目　录

第一章 糖尿病肾病的现代医学认识概述

导语:糖尿病肾病是由糖尿病引起的继发性肾脏疾病。长期高血糖水平引起肾脏滤过系统的损伤,导致肾脏损伤和功能衰竭。糖尿病肾病影响着全球数百万人,并且其患病率随着人口老龄化和不断上升的糖尿病患病率而持续上升。由于在疾病早期往往无症状,糖尿病患者可能不知道他们患有糖尿病肾病。目前该病还没有治愈的方法,治疗目标是限制肾脏进一步损伤,主要措施是控制血糖和血压水平。本章将从定义、危险因素、病理机制、诊断和治疗等对糖尿病肾病作全面的介绍。

一、疾病定义

(一)糖尿病肾病临床表现

糖尿病肾病(diabetic kidney disease,DKD,既往术语亦称 diabetic nephropathy,DN),是由糖尿病引起、以持续性白蛋白尿和肾功能逐渐丧失为特征的临床综合征。DKD 是糖尿病引起的最重要的微血管并发症,通常发生于长期血糖控制不佳的患者。

DKD 可从 1 型(胰岛素依赖型)和 2 型糖尿病(非胰岛素依赖型)等所有类型的糖尿病发展而来。在早期阶段无明显症状,往往是在医生对患者评估糖尿病病情时才发现。随着 DKD 进展,可出现高血压、水肿或者其他糖尿病并发症,如糖尿病眼底病变和糖尿病周围神经病变而见视物模糊、四肢麻木等症状。在晚期的 DKD 患者中,尿毒症相关症状如水肿、胸闷、气促、疲乏、食欲缺乏、恶心、呕吐等均可能是患者就医时的主诉。

（二）流行病学

25%~53%的糖尿病患者有白蛋白尿或肾小球滤过率（GFR）受损的情况。DKD的患病率受糖尿病患者数量的影响很大。糖尿病患者的数量在过去几十年中持续增长。据国际糖尿病联盟（IDF）预计,2040年全球20~79岁人口中糖尿病的患病人数将从2015年的4.15亿（8.8%）上升到6.42亿（10.4%）。随之而来的,是DKD患者数量的增长,而且很可能将持续增长。来自于不同大洲的基于糖尿病人群的DKD患病率见表1-1。

表1-1　不同大洲的基于糖尿病人群的DKD患病率

地区	基于糖尿病人群的DKD患病率
美洲	30.9%~34.5%
亚洲	26.1%~52.5%
非洲	9.8%~50%
欧洲	25.6%~51%
澳洲	25.1%

（三）疾病负担

DKD病死率高,预后不佳。美国和澳大利亚的新透析患者中,DKD患者的比例约为50%和30%。而DKD患者的心血管疾病发病率和病死率均高于仅患有糖尿病或慢性肾脏病（CKD）的患者。糖尿病导致的CKD患者的年龄标化的死亡率从1990年每十万人的1.4%上升到2013年的2.9%。在澳大利亚,每年将近3000人死于糖尿病相关的肾衰竭。

DKD治疗的直接和间接成本均很高,主要用于治疗DKD患者并发的心血管疾病和终末期肾脏病（ESRD）。在美国,CKD和糖尿病患者的医疗支出在2008年至2012年期间上升了70.2%,每位患者每年花费将近25 000美元。而非CKD、糖尿病和慢性心功能衰竭的患者的医疗支出同期仅增加了4.1%。在澳大利亚,早期DKD患者的直接医疗成本总额高达每年10亿美元,而单单针对ESRD患者的透析医疗费用总额约为每年3亿美元。随着糖尿病人数的增加,对疾病筛查和肾脏治疗的需求不断增长,这将导致更加沉重的医疗负担。

二、危险因素

DKD 的发病机制复杂,包括了遗传因素和环境因素。有些危险因素可纠正,但有些不可逆转。可纠正的危险因素包括血糖和血脂控制不佳、高血压、持续白蛋白尿和吸烟。另外,除血糖升高的程度之外,糖尿病的病程长短也会影响 DKD 病情发展。

不可逆转的危险因素包括糖尿病家族史、易感基因、种族、男性和老龄。尽管常常可观察到家族性发病,但是识别致病基因目前仍很困难。在这些可能的致病基因中,发现亚甲基四氢叶酸还原酶(MTHFR)、血管紧张素转化酶(ACE)基因和醛糖还原酶(AR)rs7598653 的基因多态性与 DKD 的起病有关。此外,墨西哥裔美国人、非洲裔美国人和印第安人患 DKD 的风险更高。尽管如此,这些已知的危险因素还未能应用于预测个体患 DKD 的风险。

三、病理过程

DKD 的发病机制尚未完全清楚,不过,以往的研究表明 DKD 是通过代谢、炎症反应和血流动力学途径的激活而诱发。这三条主要途径相互重叠并可以互相影响(图 1-1)。

长期高血糖是 DKD 发病的关键,这导致了蛋白激酶 C(PKC)活化增加、促纤维化细胞因子和生长因子分泌增加、多元醇代谢异常,导致肾脏蛋白质的糖基化和糖基化终末产物(AGEs)的生成。由上述途径产生并累积的病理产物同时也诱导活性氧自由基(ROS)的表达,引起自由基损伤和炎症反应过程,加速了 DKD 的进展。

另外,高血糖激活了血管系统,包括肾素-血管紧张素系统(RAS)和内皮素系统,引起血流动力学的改变。由此,肾小球入球小动脉扩张而出球小动脉收缩,导致全身性和肾小球内高血压。血流动力学改变的同时也触发了肾小球中细胞因子和生长因子的自分泌和旁分泌。

代谢异常、血流动力学改变和炎症反应最终导致肾脏功能和结构改变。肾小球系膜细胞增殖且体积增大和系膜外基质沉积,导致肾小球系膜区扩张。胶原蛋白和纤维蛋白在肾小球系膜区的沉积和肾小球毛细血管内皮细胞的损伤,导致肾小球缺血、硬化,在光镜下表现为结节病变。细胞纤维化因子和生长因子分泌增多以及局部炎症反应导致肾间质纤维化。此外,病变组织中还可观察到足细胞数量减少及肾小管上皮细胞空泡样变性。肾活检通常可以发现,在白蛋白尿和 GFR 下降等临床征象出现之前,DKD 患者肾脏结构已经出现病理损伤。

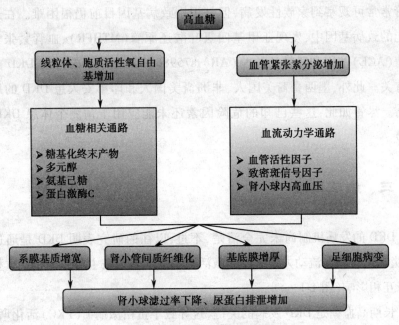

图 1-1　糖尿病肾病的病理过程

DKD 患者肾小球的组织病理学改变包括系膜增生、肾小球基底膜增厚和肾小球硬化。在某些情况下,肾小球硬化可能表现为特征性结节样病变(Kimmelstiel-Wilson 结节,K-W 结节)。为了便于评价病理改变的轻重程度,美国肾脏病理学会在 2010 年发布了 DKD 病理分级标准,定义了肾小球损伤以及间质和血管病变的严重程度评分(表 1-2 和表 1-3)。

表1-2 2010年肾脏病理学会糖尿病肾病肾小球病理分级标准

分级	描述	标准
Ⅰ	光镜下显示轻度或非特异改变,电镜确认肾小球基底膜增厚	(9岁或以上)女性肾小球基底膜>395nm,男性>430nm
Ⅱa	系膜基质增宽	>25%的肾小球有轻度系膜扩展
Ⅱb	重度系膜扩展	>25%的肾小球有重度系膜扩展
Ⅲ	结节性硬化(Kimmelstiel-Wilson结节)	一个以上的结节性硬化
Ⅳ	晚期糖尿病肾小球硬化	总肾小球硬化>50%,同时存在Ⅰ~Ⅲ级病理改变

表1-3 糖尿病肾病肾小管间质和血管病变

病变	标准	分数
间质病变		
间质纤维化和肾小管萎缩区域	无	0
	<25%	1
	25%~50%	2
	>50%	3
间质炎症	无	0
	浸润局限于萎缩肾小管周围区域	1
	弥漫性浸润	2
血管病变		
小动脉玻璃样变性	无	0
	至少一个区域	1
	一个以上区域	2
大动脉表现	/	有/无
动脉硬化	没有内膜增厚	0
	有内膜增厚但小于中层厚度	1
	内膜增厚超过中层厚度	2

四、诊断

DKD 患者在早期可能无任何肾脏病的临床表现。DKD 的诊断主要是根据病史和实验室指标来确定的：病程较长的糖尿病患者尤其是伴有糖尿病视网膜病变，检测到白蛋白尿者。在 DKD 晚期，体格检查可能发现高血压、水肿或者其他糖尿病并发症。当患者发展至 ESRD 时，尿毒症相关的症状如疲乏、水肿、恶心等可能是其就诊时的主诉。

白蛋白尿是 DKD 最常见的早期临床指征之一，在既往较早期的临床实践指南中曾作为 DKD 诊断的必备条件。但是，DKD 的诊断尚缺乏国际公认的标准。参考肾脏病患者生存质量指导指南（KDOQI）的诊断思路：糖尿病的患者出现微量或者大量白蛋白尿，同时伴随糖尿病视网膜病变，则提示可能诊断是 DKD。此外，对于病程 10 年以上的 1 型糖尿病患者，出现微量白蛋白尿时认为患有 DKD。

尿白蛋白排泄可以通过不同的方法测量，包括采集任意时点尿标本检测尿白蛋白肌酐比（ACR）和采集一段时间（如 24 小时）的尿标本检测尿白蛋白排泄率（AER）或尿白蛋白定量。多种生理或病理因素，如感染、发热、剧烈运动、过度寒冷、精神紧张等引起的功能性蛋白尿，也可出现白蛋白尿检测结果阳性，临床实践中应注意加以鉴别。功能性蛋白尿多表现为短暂性或一过性的轻度白蛋白尿。

尿白蛋白排泄水平分为尿白蛋白排泄正常和尿白蛋白排泄增多（表 1-4）。"微量白蛋白尿"和"大量白蛋白尿"的术语一直广泛使用，但是因为该术语无法反映白蛋白尿变量的连续性，美国糖尿病协会（ADA）推荐不再使用这两个术语。

表 1-4　白蛋白尿分类

级别	ACR（mg/g）
正常白蛋白尿	<30
升高的白蛋白尿	≥30
微量白蛋白尿（轻度升高的白蛋白尿）	30~300
大量白蛋白尿（重度升高的白蛋白尿）	>300

检测尿白蛋白定量时,应该同时检测血清肌酐(SCr),用于估算 GFR。尽管白蛋白尿是 DKD 最常见的早期临床指征,但是研究发现越来越多的 2 型糖尿病患者在 GFR 下降的情况下,并未出现尿白蛋白排泄的增多。因此,目前认为,糖尿病患者伴随 GFR 下降,尤其是合并糖尿病视网膜病变的患者,排除了其他可能引起肾脏病的原因后,即使不伴有白蛋白尿,也可考虑是由 DKD 引起的肾功能损伤。

　　由于糖尿病患者人数众多,且多种生理或病理状态下均可出现白蛋白尿增加,所以在诊断时要充分考虑糖尿病患者是否伴有其他引起肾脏病的潜在原因。2007 年发布的 KDOQI 指南推荐出现下列情况时应考虑 CKD 系由其他原因所致:

- 无糖尿病视网膜病变;
- GFR 较低或迅速下降;
- 蛋白尿急剧增多或有肾病综合征;
- 顽固性高血压;
- 尿沉渣活动表现;
- 其他系统性疾病的症状或体征;
- 血管紧张素转换酶抑制剂(ACEI)或血管紧张素 Ⅱ 受体拮抗剂(ARB)类药物开始治疗后 2~3 个月内肾小球滤过率下降超过 30%。

　　对于诊断不清楚或者疑似其他原因引起 CKD 的患者,需要通过肾脏活检来明确诊断糖尿病肾小球病变。不过,在 2 型糖尿病伴随微量白蛋白尿的患者中,有 30%患者的活检结果可能表现为正常或接近正常。为了区分糖尿病患者中其他潜在原因引起的肾脏病,英文术语使用 diabetic kidney disease (DKD)替代 diabetic nephropathy(DN)作为糖尿病引起的肾脏病的初步诊断。同时,"糖尿病肾小球病变"(diabetic glomerulopathy,DG)一词保留,作为活检确诊为糖尿病引起的肾脏病变的病理诊断。

五、管理与治疗

　　DKD 的治疗需要多方面和跨学科协作。最主要是原发疾病的管理,即糖尿病的管理,以及危险因素的控制,如血压和血脂的调控。而生活方式调整和患者自我管理的教育在糖尿病和 DKD 的管理和治疗中也是非常重要的。

(一) 非药物治疗

生活方式和饮食习惯与糖尿病密切相关,通过专业的健康行为指导减少 DKD 的危险因素可带来明显的临床获益。戒烟、适当运动和维持体重指数(body mass index,BMI)在正常范围,对于糖尿病和 DKD 患者都是至关重要的。在饮食调节方面,目前的指南建议,对于非透析的 DKD 患者,每日蛋白质的摄入量为 0.8g/kg 体重,而对于透析患者则建议摄入更大量的蛋白质。但是指南并不建议低蛋白饮食(每日摄入量<0.8/kg 体重),因为这并不能改善血糖水平或延缓 GFR 下降。

(二) 药物治疗

1. 控制血糖

高血糖是 DKD 发病的触发和促进因素。血糖控制是预防和治疗 DKD 的关键。严格控制血糖,将糖化血红蛋白(HbAlc)维持在 7% 左右,不仅可以减少出现微量白蛋白尿的风险,还可以降低 GFR 受损的长期风险。

即使患者不再严格控制血糖了,原来接受严格控制血糖治疗对于预防 DKD 的获益依然持续。最近一项研究显示,停止严格控制血糖后,在随后的 10 年里,这些患者出现微量白蛋白尿、心肌梗死和全因死亡的风险仍然较低。严格控制血糖的持续获益归功于“代谢记忆”效应,这强调了早期控制血糖的重要性。

血糖控制的目标是维持 HbAlc 水平在 7% 左右,以利于预防或延缓 DKD 进展。不过,这个目标值在 DKD 中可因患者亚组的不同而有所差异。一些大型临床研究的结果显示,更严格的血糖控制目标(HbAlc 小于 7%)与死亡风险升高相关,而心血管病死率并未降低。所以,在确定降糖方案和目标时,必须要权衡严格控制血糖的获益与过度降糖导致低血糖所带来的危害。

在选择降糖药物时,应该考虑到肾功能、合并症、年龄和其他引起低血糖的危险因素。部分控制糖尿病的药物及其活性代谢产物经肾脏降解排泄。肾功能损伤时,清除率下降可能会减慢该类药物及其活性代谢产物的体内代谢过程,从而增加低血糖的风险以及出现其他副作用。因此,需要根据 GFR 的评估,对降血糖药物的剂量进行调整。CKD患者降糖药推荐使用方案见表1-5。

表1-5 不同肾功能分期患者口服降糖药物的使用推荐

CKD分期		1~2期	3a期	3b期	4期	5期
eGFR(ml/min)		≥60	59~45	44~30	29~15	<15
胰岛素	胰岛素*	减量	减量	减量	减量	减量
格列奈类	瑞格列奈	正常剂量	正常剂量	正常剂量	正常剂量	正常剂量
	那格列奈	正常剂量	正常剂量	用药经验有限	用药经验有限	用药经验有限
双胍类	二甲双胍	正常剂量	减量	尚无证据	尚无证据	尚无证据
噻唑烷二酮类	吡格列酮	正常剂量	正常剂量	用药经验有限	用药经验有限	用药经验有限
	罗格列酮	正常剂量	正常剂量	用药经验有限	用药经验有限	用药经验有限
磺脲类	格列齐特	正常剂量	减量	用药经验有限	尚无证据	尚无证据
	格列本脲	正常剂量	减量	尚无证据	尚无证据	尚无证据
	格列美脲	正常剂量	减量	尚无证据	尚无证据	尚无证据
	格列喹酮	正常剂量	正常剂量	正常剂量	用药经验有限	尚无证据
	格列吡嗪	正常剂量	正常剂量	正常剂量	正常剂量	尚无证据
二肽基肽酶4抑制剂	西格列汀	正常剂量	半量	半量	1/4量	1/4量
	沙格列汀	正常剂量	正常剂量	半量	半量	1/4量
	维格列汀	正常剂量	半量	半量	半量	半量
	利格列汀	正常剂量	正常剂量	正常剂量	正常剂量	正常剂量
	阿格列汀	正常剂量	半量	半量	1/4量	1/4量
α-葡萄糖苷酶抑制剂	阿卡波糖	正常剂量	正常剂量	正常剂量	用药经验有限	尚无证据
	伏格列波糖	正常剂量	正常剂量	用药经验有限	用药经验有限	用药经验有限
肠降糖素拟似物	艾塞那肽*	正常剂量	减量	用药经验有限	尚无证据	尚无证据
	利拉鲁肽*	正常剂量	正常剂量	用药经验有限	尚无证据	尚无证据

■:正常剂量; ▨:减量; ▥:半量; ▤:1/4量; ▨:用药经验有限; □:尚无证据

2. 控制血压

高血压是DKD发生和发展的另外一个重要的独立危险因素。控制血压是延缓DKD患者肾功能下降和降低死亡风险的关键措施之一。抗高血压药物中,RAS阻滞剂具有独立于降压之外的肾脏保护作用。例如,临床试验发现,2型糖尿病患者服用奥美沙坦与延迟微量白蛋白尿的发生相关。奥美沙坦将发生微量白蛋白尿的时间推后了23%,其中位随访时间是3.2年。因此,DKD患者通常选择包括ACEI和ARB在内的RAS阻滞剂来控制血压。糖尿病患者无论是否合并高血压,当白蛋白尿排泄率>30mg/g时,也推荐使用ACEI或ARB治疗。

多项临床试验证实 ACEI 或 ARB 单独使用均可为 CKD(包括 DKD)患者带来肾脏获益。不过,联合使用对 RAS 双重阻滞的有效性和安全性还不清楚。有研究显示 ACEI 联合 ARB 的治疗方案与单独使用 ARB 比较,可以降低 ESRD 的风险。但是,最近一项评价联合方案的临床试验,由于高钾血症和急性肾损伤发生的风险增加,并且 ESRD 的获益趋势随着时间而减少,所以提前终止了试验。另一项研究将半剂量的 ACEI 和 ARB 联合使用分别与高剂量的单个药物比较,在延缓疾病进展以及不良反应发生率方面半量联合用药组、足量 ACEI 组和足量 ARB 组之间并无差异。考虑到联合使用可能导致不良反应发生增加,目前的指南并不推荐联合使用 RAS 阻滞剂。不过,有研究认为,联合用药的不良反应可能与使用了不恰当的对照措施和降压目标、加用了不恰当的的药物和不良事件判断标准模糊有关。一项网状 meta 分析结果显示,联合用药发生高血钾症和急性肾衰竭的风险虽然没有统计学差异,但呈现增加的趋势。

尽管对于血压的精确控制还需要更多的证据来确定最佳的目标范围,但是对于非透析的 DKD 患者,目前普遍认为血压应该控制在 130/80mmHg 以下。当单药难以达到目标血压时,需要联合使用不同类型的抗高血压药物。

利尿剂和钙离子通道阻滞剂均可以与 RAS 阻滞剂联合降压。但当利尿剂和 RAS 阻滞剂联合使用时应该监测 SCr。非二氢吡啶类钙离子阻断剂可能也有减少蛋白尿的作用,联合 ACEI 使用且限制钠摄入量时,可以增强其抗蛋白尿作用。因此,对 RAS 阻滞剂存在禁忌证或不耐受时,DKD 患者可使用非二氢吡啶类钙离子阻断剂替代 RAS 阻滞剂。

已经服用 ACEI 或 ARB 的 DKD 患者,联合醛固酮拮抗剂(依普利酮或螺内酯)能减少蛋白尿。但是因为它们会导致高钾血症的风险增加 3～8 倍,所以这个联合用药的方案使用受限。一类新型非甾体类盐皮质激素受体拮抗剂 finerenone,体外研究发现其受体选择性比螺内酯更高,受体亲和力比依普利酮更好。Ⅱ期临床随机对照试验发现,在 RAS 阻滞剂的基础上,finerenone 与安慰剂比较,使用 90 天后白蛋白尿排泄至少减少 21%,而高钾血症发生率只有 1.5%。但是,其对 DKD 患者 GFR 和白蛋白尿的远期获益尚有待后续研究进一步评价。

3. 血脂调控

血脂是否在 DKD 发病中起到重要作用以及降脂治疗对于 DKD 患者的获益还不完全清楚。有研究表明,糖尿病患者中血脂异常与白蛋白尿排泄增加存在相关性,但目前尚缺乏有说服力的证据证明降脂治疗可以延缓 CKD 或 DKD 的进展。不过,降脂治疗(至少使用他汀)可降低 CKD 和 CKD 合并糖尿病患者死亡和主要心血管事件(非致命性心肌梗死、非出血性中风、动脉重建)的风险。KDOQI 在既往发布的指南(2007 版、2012 更新版)中推荐 DKD 患者使用他汀类或依折麦布降脂,并且推荐低密度脂蛋白(LDL-C)的目标值为 ≤100mg/dL(2.6mmol/L)。

他汀类降脂的疗效呈剂量依赖性,但是不良事件发生率也随之增加。肾脏病患者是药物相关不良事件发生的高风险人群,考虑到高剂量他汀类药物的潜在毒性以及获益尚不明确,近来发布或更新的指南虽然推荐非透析的 DKD 患者接受降脂治疗,但已不再设定一个明确的 LDL-C 目标值。

4. 药物治疗的局限性

虽然 RAS 阻滞剂能减少白蛋白尿排泄,但一项网状 meta 分析显示,降血压药物与安慰剂相比,没能有效延长 DKD 患者的生存期。而部分 DKD 患者尽管达到了血糖、血压和血脂等目前推荐的治疗目标,但是肾功能仍然持续丧失。因此,除了控制血糖、血压、血脂和生活方式调整等治疗外,还需要寻找更有效的预防和治疗手段。研究人员正在探索针对 DKD 可能发病机制和危险因素的新治疗策略。例如,一系列临床前期和临床期研究正在进行,旨在评价晚期 AGEs 及其受体阻滞剂、己酮可可豆碱等药物以及降尿酸等治疗措施对于 DKD 的临床疗效。

六、预后

DKD 患者是发生肾功能衰竭、心血管并发症甚至死亡的高风险人群,且其预后远差于单纯糖尿病或 CKD 患者。DKD 患者发生动脉粥样硬化性疾病、充血性心衰以及死亡的风险是单纯糖尿病患者的 2～3 倍。同时患有糖尿病和 CKD 的患者(主要是 DKD 患者)死亡的相对风险是单纯 CKD 患者的 13 倍之多。而心血管疾病和 ESRD 是 DKD 患者死亡的主要原因。2 型糖尿病合并蛋白尿的患者,在进展至 ESRD 之前,约 90%患者死于心血管事件或非肾脏引起的其他致死性事件。发展为 ESRD 的患者中,心血管疾病和死亡风险比普通人群要高许多。

参 考 文 献

1. Cheng S,Vijayan A.The Washington manual nephrology subspecialty consult.3rd ed.Fer KEHT-MD,editor.China:Department of Medicine,Washington University School of Medicine,2012.

2. American Diabetes Association.Microvascular complications and foot care.Diabetes Care,2015,38(Supplement 1):S58-S66.

3. de Boer IH,Rue TC,Hall YN,et al.Temporal trends in the prevalence of diabetic kidney disease in the United States.JAMA,2011,305(24):2532-2539.

4. Loh PT,Toh M,Molina JA,Vathsala A.Ethnic disparity in prevalence of diabetic kidney disease in an Asian primary healthcare cluster.Nephrology,2015,20(3):216-223.

5. White S,Chadban S.KinD Reports(Kidneys in Diabetes):temporal trends in the epidemiology of diabetic kidney disease and the associated health care burden in Australia.Kidney Health Australia,2014.

6. International Diabetes Federation.IDF Diabetes Atlas.7th ed.Brussels,Belgium,2015.

7. Kainz A,Hronsky M,Stel VS,et al.Prediction of prevalence of chronic kidney disease in diabetic patients in countries of the European Union up to 2025.Nephrology Dialysis Transplantation,2015,30:113-118.

8. Young BA,Katon WJ,Von Korff N,et al.Racial and ethnic differences in microalbuminuria prevalence in a diabetes population:The pathways study.Clin J Am Soc Nephrol,2005,16(1):219-228.

9. Jia WP,Gao X,Pang C,et al.Prevalence and risk factors of albuminuria and chronic kidney disease in Chinese population with type 2 diabetes and impaired glucose regulation:Shanghai diabetic complications study(SHDCS).Nephrology Dialysis Transplantation,2009,24(12):3724-3731.

10. Yang CW,Park JT,Kim YS,et al.Prevalence of diabetic nephropathy in primary care type 2

diabetic patients with hypertension：data from the Korean Epidemiology Study on Hypertension III（KEY III study）.Nephrology Dialysis Transplantation，2011，26（10）：3249-3255.

11. Hall V，Thomsen RW，Henriksen O，et al.Diabetes in Sub Saharan Africa 1999-2011：epidemiology and public health implications.a systematic review.BMC Public Health，2011，11：564.

12. da Silva PM，Carvalho D，Nazare J，et al.Prevalence of microalbuminuria in hypertensive patients with or without type 2 diabetes in a Portuguese primary care setting：The RACE（micRoAlbumin sCreening survEy）study.Revista Portuguesa De Cardiologia，2015，34（4）：237-246.

13. National Institutes of Health，National Institute of Diabetes and Digestive and Kidney Diseases.United States Renal Data System annual data report：Epidemiology of kidney disease in the United States，2014.

14. McDonald S.The 28th annual report：ANZDATA Australia and New Zealand dialysis and transplant registry.Australia and New Zealand dialysis and transplant registry，2006.

15. Afkarian M，Sachs MC，Kestenbaum B，et al.Kidney disease and increased mortality risk in type 2 diabetes.Clin J Am Soc Nephrol，2013，24（2）：302-308.

16. Global Burden of Disease 2013 Mortality and Causes of Death Collaborators.Global，regional，and national age-sex specific all-cause and cause-specific mortality for 240 causes of death，1990-2013：a systematic analysis for the Global Burden of Disease Study 2013.Lancet，2015，10；385（9963）：117-171.

17. White S，Chadban S.Diabetic kidney disease in Australia：current burden and future projections.Nephrology，2014，19（8）：450-458.

18. MacIsaac RJ，Ekinci EI，Jerums G.Markers of and risk factors for the development and progression of diabetic kidney disease.Am J Kidney Dis，2014，63（2）：S39-S62.

19. Mehler PS，Jeffers BW，Biggerstaff SL，et al.Smoking as a risk factor for nephropathy in non-insulin-dependent diabetics.J Gen Intern Med，1998，13（12）：842-845.

20. Saiki A，Nagayama D，Ohhira M，et al.Effect of weight loss using formula diet on renal function in obese patients with diabetic nephropathy.Int J Obes，2005，29（9）：1115-1120.

21. Aggarwal J，Kumar M.Prevalence of microalbuminuria among rural north Indian population with diabetes mellitus and its correlation with glycosylated haemoglobin and smoking.J Clin

Diagn Res,2014,8(7):CC11-3.

22. Mann JFE,Gerstein HC,Yi Q-L,et al.Development of renal disease in people at high cardio-vascular risk: results of the HOPE randomized study.J Am Soc Nephrol,2003,14(3): 641-647.

23. Tapp RJ SJ,Zimmet PZ,Balkau B,et al.Albuminuria is evident in the early stages of diabetes onset: results from the Australian Diabetes,Obesity,and Lifestyle Study(AusDiab).Am J Kid Dis,2004,44(5):792-798.

24. Cui WP,Du B,Cui YC,et al.Is rs759853 polymorphism in promoter of aldose reductase gene a risk factor for diabetic nephropathy? A meta-analysis.Eur J Med Res,2015,20(1):14.

25. El-Baz R,Settin A,Ismaeel A,et al.MTHFR C677T,A1298C and ACE I/D polymorphisms as risk factors for diabetic nephropathy among type 2 diabetic patients.J Renin Angiotensin Aldosterone Syst,2012,13(4):472-477.

26. Brancati FL WJ,Whelton PK,Seidler AJ,et al.The excess incidence of diabetic end-stage re-nal disease among blacks,a population-based study of potential explanatory factors.JAMA, 1992,268(1):3078-3084.

27. Nelson RG,Knowler WC,Pettitt DJ,et al.Diabetic kidney disease in Pima Indians.Diabetes Care,1993,16(1):335-341.

28. Smith SR SL,Dennis VW.Racial differences in the incidence and progression of renal disea-ses.Kidney Int,1991,40(5):815-822.

29. Cao Z,Cooper ME.Pathogenesis of diabetic nephropathy.J Diab Invest,2011,2(4):243-247.

30. Brownlee M.Biochemistry and molecular cell biology of diabetic complications.Nature,2001, 414(6865):813-820.

31. Arora MK,Singh UK.Oxidative stress:meeting multiple targets in pathogenesis of diabetic ne-phropathy.Current Drug Targets,2014,15(5):531-538.

32. Wada J,Makino H.Inflammation and the pathogenesis of diabetic nephropathy.Clin Sci, 2013,124(3):139-152.

33. Ruggenenti P,Cravedi P,Remuzzi G.The RAAS in the pathogenesis and treatment of diabetic nephropathy.Nat Rev Nephrol,2010,6(6):319-330.

34. Adler S.Diabetic nephropathy:linking histology,cell biology,and genetics.Kidney Int,2004, 66(5):2095-2106.

35. Fioretto P,Steffes MW,Brown DM,Mauer SM.An overview of renal pathology in insulin-

dependent diabetes mellitus in relationship to altered glomerular hemodynamics. Am J Kid Dis,1992,20(6):549-558.

36. Kimmelstiel P,Wilson C.Intercapillary lesions in the glomeruli of the kidney.Am J Pathology, 1936,12(1):83-U30.

37. Tervaert TW,Mooyaart AL,Amann K,et al.Pathologic classification of diabetic nephropathy.J Am Soc Nephrol,2010,21(4):556-563.

38. Rogers K.Diabetic Nephropathy.Britannica Academic:Encyclopedia Britannica Inc,2015.

39. Levin A,Rocco M.KDOQI clinical practice guidelines and clinical practice recommendations for diabetes and chronic kidney disease.Am J Kid Dis,2007,49(2):S10-S179.

40. Afkarian M,Zelnick LR,Hall YN,et al.Clinical manifestations of kidney disease among US adults with diabetes,1988-2014.JAMA,2016,316(6):602-610.

41. MacIsaac RJ,Tsalamandris C,Panagiotopoulos S,et al.Nonalbuminuric renal insufficiency in Type 2 diabetes.Diabetes Care,2004,27:195-200.

42. Robles NR,Villa J,Gallego RH.Non-proteinuric diabetic nephropathy.J Clin Med,2015,4 (9):1761-1773.

43. 中华医学会糖尿病学分会微血管并发症学组.糖尿病肾病防治专家共识(2014年版). 中华糖尿病杂志,2014,6(11):792-801.

44. DynaMed Plus.Diabetic nephropathy[updated 2015 Feb 23；cited 2015 Oct 29].[Available from:http://www.dynamed.com/topics/dmp~AN~T113702/Diabetic-nephropathy].

45. Lewis G,Maxwell AP.Risk factor control is key in diabetic nephropathy.Practitioner,2014, 258(1768):13-17.

46. UK Prospective Diabetes Study(UKPDS)Group.Intensive blood-glucose control with sulpho-nylureas or insulin compared with conventional treatment and risk of complications in patients with type 2 diabetes(UKPDS 33).Lancet,1998,352(9131):837-853.

47. de Boer IH,Sun W,Cleary PA,et al.Intensive diabetes therapy and glomerular filtration rate in type 1 diabetes.NEJM,2011,365(25):2366-2376.

48. Shamoon H,Duffy H,Fleischer N,et al.The effect of intensive treatment of diabetes on the development and progression of long-term complications in insulin-dependent diabetes-melli-tus.NEJM,1993,329(14):977-986.

49. Tonna S,El-Osta A,Cooper ME,et al.Metabolic memory and diabetic nephropathy:potential role for epigenetic mechanisms.Nat Rev Nephrol,2010,6(6):332-341.

50. National Kidney Foundation.KDOQI clinical practice guideline for diabetes and CKD:2012 Update.Am J Kid Dis,2012,60(5):850-886.

51. Group AC,Patel A,MacMahon S,et al.Intensive blood glucose control and vascular outcomes in patients with type 2 diabetes.NEJM,2008,358(24):2560-2572.

52. Duckworth W,Abraira C,Moritz T,et al.Glucose control and vascular complications in veterans with type 2 diabetes.NEJM,2009,360(2):129-139.

53. Molitch ME,Adler AI,Flyvbjerg A,et al.Diabetic kidney disease:a clinical update from kidney disease:improving global outcomes.Kidney Int,2015,87(1):20-30.

54. Zanchi A,Lehmann R,Philippe J.Antidiabetic drugs and kidney disease—recommendations of the Swiss society for endocrinology and diabetology.Swiss Medical Weekly,2012,142:w13629.

55. 中国医师协会内分泌代谢科医师分会.2型糖尿病合并慢性肾脏病患者口服降糖药用药原则中国专家共识.中华内分泌代谢杂志,2016,32(6):455-460.

56. Colhoun HM,Lee ET,Bennett PH,et al.Risk factors for renal failure:The WHO multinational study of vascular disease in diabetes.Diabetologia,2001,44:S46-S53.

57. Ravid M,Brosh D,Ravid-Safran S,et al.Main risk factors for nephropathy in type 2 diabetes mellitus are plasma cholesterol levels,mean blood pressure,and hyperglycemia. Arch Intern Med,1998,158(9):998-1004.

58. Atkins RC,Briganti EM,Lewis JB,et al.Proteinuria reduction and progression to renal failure in patients with type 2 diabetes mellitus and overt nephropathy.Am J Kid Dis,2005,45(2):281-287.

59. Brenner BM,Cooper ME,de Zeeuw D,et al.Effects of losartan on renal and cardiovascular outcomes in patients with type 2 diabetes and nephropathy.NEJM,2001,345(12):861-869.

60. Lewis EJ,Hunsicker LG,Bain RP,et al.The effect of angiotensin-converting enzyme-inhibition on diabetic nephropathy.NEJM,1993,329(20):1456-1462.

61. Lewis EJ,Hunsicker LG,Clarke WR,et al.Renoprotective effect of the angiotensin-receptor antagonist irbesartan in patients with nephropathy due to type 2 diabetes.NEJM,2001,345(12):851-860.

62. Lv J,Perkovic V,Foote CV,et al.Antihypertensive agents for preventing diabetic kidney disease.Cochrane Database Syst Rev,2012,12:CD004136.

63. Strippoli GF,Bonifati C,Craig M,et al.Angiotensin converting enzyme inhibitors and angio-

tensin II receptor antagonists for preventing the progression of diabetic kidney disease. Cochrane Database Syst Rev,2006,4:CD006257.

64. Haller H,Ito S,Izzo JL,et al.Olmesartan for the delay or prevention of microalbuminuria in type 2 diabetes.NEJM,2011,364(10):907-917.

65. Palmer SC,Mavridis D,Navarese E,et al.Comparative efficacy and safety of blood pressure-lowering agents in adults with diabetes and kidney disease:a network meta-analysis.Lancet,2015,385(9982):2047-2056.

66. Fried LF,Emanuele N,Zhang JH,et al.Combined angiotensin inhibition for the treatment of diabetic nephropathy.NEJM,2013,369(20):1892-1903.

67. Quiroga B,Fernandez Juarez G,Luno J.Combined angiotensin inhibition in diabetic nephropathy.NEJM,2014,20;370(8):777.

68. Best M,de Wever J,Smulders Y.Combined angiotensin inhibition in diabetic nephropathy.NEJM,2014,370(8):778.

69. Izumi Y,Kawahara K,Nonoguchi H.Combined angiotensin inhibition in diabetic nephropathy.NEJM,2014,370(8):777-778.

70. Nikolaidou B,Lazaridis A,Doumas M.Combined angiotensin inhibition in diabetic nephropathy.NEJM,2014,370(8):778-779.

71. Kidney disease:Improving global outcomes(KDIGO)blood pressure work group.KDIGO clinical practice guideline for the management of blood pressure in chronic kidney disease.Kidney International Supplements,2012,2(5):337-414.

72. Bakris GL,Copley JB,Vicknair N,et al.Calcium channel blockers versus other antihypertensive therapies on progression of NIDDM associated nephropathy.Kidney Int,1996,50(5):1641-1650.

73. Bakris GL,Toto RD,McCullough PA,et al.Effects of different ACE inhibitor combinations on albuminuria:results of the GUARD study.Kidney Int,2008,73(11):1303-1309.

74. Liu LC SE,Gansevoort RT,van der Meer P,et al.Third-generation mineralocorticoid receptor antagonist for the treatment of heart failure and diabetic kidney disease.Expert Opin Investig Drugs,2015,24(8):1123-1135.

75. Bakris GL,Agarwal R,Chan JC,et al.Effect of finerenone on albuminuria in patients with diabetic nephropathy a randomized clinical trial.JAMA,2015,314(9):884-894.

76. Jenkins AJ,Lyons TJ,Zheng D,et al.Serum lipoproteins in the diabetes control and complica-

tions trial/epidemiology of diabetes intervention and complications cohort: associations with gender and glycemia.Diabetes Care,2003,26(3):810-808.

77. Morton J,Zoungas S,Li Q,et al.Low HDL cholesterol and the risk of diabetic nephropathy and retinopathy:results of the ADVANCE study.Diabetes Care,2012,35(11):2201-2206.

78. Tolonen N,Forsblom C,Thorn L,et al.Lipid abnormalities predict progression of renal disease in patients with type 1 diabetes.Diabetologia,2009,52(12):2522-2530.

79. Baigent C,Landray MJ,Reith C,et al.The effects of lowering LDL cholesterol with simvastatin plus ezetimibe in patients with chronic kidney disease(Study of Heart and Renal Protection):a randomised placebo-controlled trial.Lancet,2011,377(9784):2181-2192.

80. Palmer SC,Navaneethan SD,Craig JC,et al.HMG CoA reductase inhibitors(statins)for people with chronic kidney disease not requiring dialysis.Cochrane Database Syst Rev,2014, 5:CD007784.

81. Gaede P,Lund-Andersen H,Parving HH,et al.Effect of a multifactorial intervention on mortality in type 2 diabetes.NEJM,2008,358(6):580-591.

82. Ismail-Beigi F,Craven TE,O'Connor PJ,et al.Combined intensive blood pressure and glycemic control does not produce an additive benefit on microvascular outcomes in type 2 diabetic patients.Kidney Int,2012,81(6):586-594.

83. Dwyer JP,Greco BA,Umanath K,et al.Pyridoxamine dihydrochloride in diabetic nephropathy (PIONEER-CSG-17):lessons learned from a pilot study.Nephron,2015,129(1):22-28.

84. Hovind P,Rossing P,Johnson R,et al.Serum uric acid as a new player in the development of diabetic nephropathy.J Renal Nutrition,2011,21(1):124-127.

85. McCormick BB,Sydor A,Akbari A,et al.The effect of pentoxifylline on proteinuria in diabetic kidney disease:a meta-analysis.Am J Kidney Dis,2008,52(3):454-463.

86. Foley RN,Murray AM,Li S,et al.Chronic kidney disease and the risk for cardiovascular disease,renal replacement,and death in the United States Medicare population,1998 to 1999.J Am Soc Nephrol,2005,16(2):489-495.

87. Bragg F,Holmes MV,Iona A,et al.Association between diabetes and cause-specific mortality in rural and urban areas of China.JAMA,2017,317(3):280-289.

88. Taal MW CG,Marsden PA,Skorecki K,et al.Brenner and Rector's The Kidney E-Book: Elsevier Health Sciences,2011.

89. Longenecker JC,Coresh J,Powe NR,et al.Traditional cardiovascular disease risk factors in

dialysis patients compared with the general population：the CHOICE Study. JASN, 2002, 13 (7)：1918-1927.

90. Groop PH, Thomas MC, Moran JL, et al. The presence and severity of chronic kidney disease predicts all-cause mortality in type 1 diabetes. Diabetes, 2009, 58(7)：1651-1658.

第二章 糖尿病肾病中医诊治概况

导语:糖尿病肾病相关的证治记载散见于中医古籍的"消渴""水肿""尿浊""肾消""消肾""下消"等病症中。糖尿病肾病的中医病机为本虚标实,以肾虚为主,阴阳气血俱损;病位主要在肾,涉及肺、肝、脾。本章主要介绍中医指南或专科专著所推荐的糖尿病肾病中医辨治方案,其中共识度较高的干预措施包括中药、针刺和其他疗法。

一、中医病名

糖尿病肾病为现代疾病定义,历代中医古籍中未考得其相应的中医病名记载,但根据糖尿病肾病的主要临床症状和体征,有大量相似的疾病描述散见于"消渴""水肿""尿浊""关格""虚劳""三消""消瘅""肾消""消肾""下消"等病症记载中。

现代学者对糖尿病肾病的中医病名进行了溯源和探究,认为"水肿""尿浊""关格""虚劳""肾劳"等古代病名中虽见糖尿病肾病相关症状的记载,但非糖尿病肾病特有症状,只有在消渴病患者出现上述病名所描述的症状时,才可归入糖尿病肾病范畴,故这些病名难以作为糖尿病肾病的古代病名。"三消""消瘅"的描述则涵盖了糖尿病至发生糖尿病肾病的整个病理过程,糖尿病肾病从属于这两个病名概念之下。而"消肾""肾消"和"下消"则以腰膝腿胫消瘦,骨节酸痛,口干口渴而饮水不多,小便频数、味甘白浊为主症,与现代糖尿病肾病继发于糖尿病的临床特征较为相似。

因古代流传下来的病名描述的是疾病发展过程中的一个或多个症状表现,难以选出其中一个可代表糖尿病肾病疾病全程的病名,故有现代学者主张使用"消渴病肾病"来概括糖尿病肾病的发生发展全过程的各种相关病症。

由于历史条件的限制以及现代学者的各家观点,迄今,糖尿病肾病的中医病名尚未统一。对现代糖尿病肾病的古籍研究中,上述这些病名仅用作参考,而非将两者等同待之。

二、病因病机

先天禀赋不足,五脏虚弱,尤以肾虚为本病的内因。如《内经·灵枢》言"五脏皆柔弱者,善病消瘅"。《太平圣惠方》记载"三消者,本其肾虚,或食肥美之所发也",提示饮食不节、嗜酒贪食为本病的直接诱发因素。此外,情志失调、劳倦内伤、失治误治,过服温燥药物也是发病的重要原因。

本病病性属本虚标实,本虚以肾虚为主,阴阳气血俱损,标实指在正虚的基础上,并见肾络瘀阻、水湿浊毒内蕴。病位主要在肾,涉及肺、肝、脾。

肾虚不足,内生燥热,阴津亏损,阴损及阳,进而阴阳俱伤为本病的基本病机演变。消渴病迁延不愈,燥热之邪耗伤气阴,五脏经络失于濡养,故早期可见口干多饮,倦怠乏力,目涩眼矇、肢体麻木等症。随着疾病进一步发展,"五脏之伤,穷必及肾",肾阳受损,失于封藏,精关不固,精微下泄而见小便浑浊,肾失气化而致水湿、痰浊内生,或阻滞三焦,或泛溢全身,或郁而化热可见局部或全身水肿、体倦身重、大便黏腻或秘结不爽等。疾病后期,气血阴阳俱衰,湿浊瘀血壅滞,可见尿少浮肿、恶心呕吐等关格、癃闭之病症。

三、辨证论治

糖尿病肾病的病机特点为本虚标实,临床上往往本虚和标实并见,证候错综复杂,故以"标本兼治"为基本治则。疾病进程中,邪正不断消长,本虚和标实的临床见症亦随之发生变化。疾病早期多见气阴两虚或肝肾阴虚,兼夹内热、血瘀或痰浊;疾病中晚期则普遍存在脾肾阳虚、气血耗伤,并内蕴湿浊瘀毒。因此,需要针对疾病不同阶段的病机特点进行辨证论治。如疾病初期治

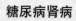

疗宜滋阴为主,兼顾益气清热活血;疾病中晚期则注意固护肾阳,兼以利水祛瘀排毒。

中医治疗糖尿病肾病的方法包括中药辨证处方、单方验方、针灸、其他中医疗法以及中西医结合疗法。中药辨证治疗在糖尿病肾病早期较有优势,一旦病情发展至晚期,向阴阳两虚、浊毒瘀阻演变,单靠中药常难以奏效,须辨病与辨证结合、中西医协同治疗才能提高疗效。

本章辨证分型及方药参考以下指南、专家共识、教材或专著:《糖尿病肾脏疾病中医诊疗标准》《糖尿病肾病诊断、辨证分型及疗效评定标准(试行方案)》《糖尿病中医防治指南——糖尿病肾病》《中医临床诊疗方案——消渴病肾病》《中医循证临床实践指南——中医内科》《中西医结合内科学》和《中医内科学》。

本证:

1. 气阴两虚证

症见:尿浊,神疲乏力,气短懒言,咽干口燥,头晕多梦,或尿频尿多,手足心热,心悸不宁,舌体瘦薄,质红或淡红,苔少而干,脉沉细无力。

治法:益气养阴。

推荐方药:参芪地黄汤(《沈氏尊生书》)。

中药组成:党参、黄芪、茯苓、熟地黄、山药、山茱萸、牡丹皮、泽泻。黄芪、党参补气健脾,合六味地黄汤滋补肝肾。

2. 肝肾阴虚证

症见:尿浊,眩晕耳鸣,五心烦热,腰膝酸痛,两目干涩,小便短少,舌红少苔,脉细数。

治法:滋补肝肾。

推荐方药:杞菊地黄丸(《医级》)。

中药组成:枸杞、菊花、熟地黄、山茱萸、山药、茯苓、泽泻、牡丹皮。枸杞养肝补肾益精,菊花善清利头目,宣散肝经之热,清肝明目。八种药物配伍组合共同发挥养肝滋阴,补肾益精之效。

3. 气血两虚证

症见:尿浊,神疲乏力,气短懒言,面色㿠白或萎黄,头晕目眩,唇甲色淡,心悸失眠,腰膝酸痛,舌淡,脉弱。

治法:补气养血。

推荐方药:当归补血汤(《兰室秘藏》)合济生肾气丸(《济生方》)。

中药组成:黄芪、当归、附子、肉桂、熟地黄、山药、山茱萸、茯苓、牡丹皮、泽泻、车前子、牛膝。黄芪大补正气,当归养血和营,两药相伍使气旺血生;合济生肾气丸温肾化气,利水消肿。

4. 脾肾阳虚证

症见:尿浊,神疲畏寒,腰膝酸冷,肢体浮肿,下肢尤甚,面色苍白,小便清长,夜尿增多,或五更泄泻,舌体淡胖有齿印,脉沉迟无力。

治法:温肾健脾。

推荐方药:附子理中丸(《太平惠民和剂局方》)合真武汤(《伤寒论》)。

中药组成:附子、生姜、党参、白术、茯苓、白芍、甘草。附子温肾暖脾,茯苓、白术补气健脾,利水渗湿,生姜温阳散水气,白芍敛阴制燥。

5. 阴阳两虚证

症见:面色黧黑,畏寒肢冷,小便频数,浑浊如膏,腰膝酸痛,甚则阳痿,或月经失调,口干欲饮,或水肿,大便或干或稀,舌淡黯或质红,苔白,脉沉细无力。

治法:阴阳双补。

推荐方药:金匮肾气丸(《金匮要略》)。

中药组成:桂枝,附子,山药,山茱萸,熟地黄,茯苓,泽泻,牡丹皮。熟地黄滋补肾阴,山茱萸补肾涩精,山药健脾肾,固肾精;桂枝、附子温肾助阳,茯苓健脾益肾、渗湿泄浊,泽泻、牡丹皮降相火制浮阳。

标证

1. 血瘀证

症见:在上述本证基础上,兼见肢体麻痛,唇色紫黯,舌下静脉迂曲,舌紫黯或有瘀点瘀斑,脉沉弦涩。

推荐药物:可在本证方药基础上加用当归、桃仁、红花、川芎、丹参等活血祛瘀药物。

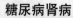

2. 湿浊证

症见:在上述本证基础上,兼见脘腹胀满,纳呆,恶心欲呕,大便稀溏,肢体困重,舌苔厚腻。

推荐药物:在本证方药基础上可加用半夏、茯苓、陈皮等化湿祛浊药物。

四、单方与中成药

1. 百令胶囊

药物组成:发酵冬虫夏草菌粉[Cs-C-Q80 中华被毛孢 *Hirsutella sinensis* Liu,Guo,Yu-et Zeng(1989)经液体深层发酵所得菌丝体的干燥粉末]。功能与主治:补肺肾,益精气,适用于糖尿病肾病早中期肺肾两虚者。用法与用量:口服,每次 6 粒(0.5g/粒),每日 3 次。

2. 金水宝胶囊

药物组成:发酵虫草菌粉 Cs-4。功能与主治:补益脾肾,秘精益气,适用于糖尿病肾病肺肾气虚者。用法与用量:口服,每次 3 粒(0.33g/粒),每日 3 次。

3. 黄葵胶囊

药物组成:黄蜀葵花。功能与主治:清热利湿,解毒消肿,适用于糖尿病肾病湿热浮肿者。孕妇忌服用。用法与用量:口服,每次 5 粒(0.5g/粒),每日 3 次。

4. 芪蛭降糖胶囊

药物组成:黄芪、地黄、黄精、水蛭。功能与主治:益气养阴,活血化瘀,适用于糖尿病肾病气阴两虚兼血瘀者。孕妇禁服,有凝血机制障碍和出血倾向者慎服。用法与用量:口服,每次 4 粒(0.5g/粒),每日 3 次。

五、针灸及相关疗法

针灸需根据疾病不同阶段和患者的临床表现辨证取穴,常用穴位及行针手法如下:

1. 气阴两虚证:肾俞、脾俞、足三里、三阴交、志室、太溪、复溜、曲骨,针刺用补法,行间用泻法;

2. 肝肾阴虚证:肝俞、肾俞、期门、委中,针刺用补法;

3. 脾肾阳虚证:脾俞、肾俞、命门、三阴交、太溪、中极、关元,针刺用补法;

4. 阴阳两虚证:脾俞、肾俞、命门、三阴交、气海、关元,针刺用补法。

需要注意的是,对于糖尿病肾病水肿明显者,应慎用针灸疗法,避免针灸部位渗水感染。

耳穴疗法:可取胰、胆、肾、三焦、内分泌等耳穴,用王不留行籽或钢珠等按压刺激穴位,每天自行按压三至五次,每次持续三至五分钟,每三天更换一次。

中药保留灌肠疗法:适用于糖尿病肾病中晚期脾肾衰败,浊毒潴留,上犯脾胃,出现恶心呕吐、口有浊味、便秘溲赤者。可选用生大黄、蒲公英、生牡蛎、丹参等,阳虚者可加黄芪、附子,水煎浓缩至 100~200ml,待水温降至 36℃,高位保留灌肠 30 分钟,每日 1~2 次。

六、预防调护

1. 生活调摄

调整生活方式,包括戒烟、减肥和加强体育锻炼。疾病早期鼓励适度有节制的运动,如太极拳、五禽戏、八段锦、散步等,不宜剧烈运动,适当休息,劳逸结合;疾病发展至中晚期,尤其是肾功能竭者,活动量应加以控制,不可过劳,以休息为主,可选用气功、内养功等静功法,以平衡阴阳,调和气血,通畅经络,可辅助疾病康复。

2. 饮食调养

针对患者的体质、病情选用中医药膳或食疗。如肾阳虚者可食用肉桂,肾阴虚者可食用枸杞、桑椹、银耳等,脾虚者可食用扁豆(扁豆富含钾,肾功能异常者需慎用)、薏苡仁、山药、莲子等,脾肾两虚者可用黄芪山药粥(黄芪、山药),出现水肿的患者则可选用薏苡仁粥(薏苡仁、粳米)、黄芪冬瓜汤(黄芪、冬瓜)或千金鲤鱼汤(鲤鱼一条,砂仁 5g,生姜、葱白少许放于鱼腹中,不宜加盐)健脾消肿。

主要中医治疗措施概要见表2-1。

表2-1 糖尿病肾病中医主要治疗措施概要

中医证型	治法	中药方剂	针刺	其他疗法
气阴两虚	益气养阴	参芪地黄汤	肾俞、脾俞、足三里、三阴交、志室、太溪、复溜、曲骨,针刺用补法,行间用泻法	中药保留灌肠疗法(糖尿病肾病中晚期);食疗等
肝肾阴虚	滋补肝肾	杞菊地黄丸	肝俞、肾俞、期门、委中,针刺用补法	
气血两虚	补气养血	当归补血汤合济生肾气丸	/	
脾肾阳虚	温肾健脾	附子理中丸合真武汤	脾俞、肾俞、命门、三阴交、太溪、中极、关元,针刺用补法	
阴阳两虚	阴阳双补	金匮肾气丸	脾俞、肾俞、命门、三阴交、气海、关元,针刺用补法	

参 考 文 献

1. 王庆华.糖尿病肾病中医相关文献考辨与方药证治规律研究.广州:广州中医药大学,2008.

2. 张蕾,刘旭生.糖尿病肾病中医病名源流探索性研究.辽宁中医杂志,2012(1):52-54.

3. 吕仁和,赵进喜,王越.糖尿病肾病临床研究述评.北京中医药大学学报,1994,19(2):2-6.

4. 郑健.中西医结合肾病学.北京:科学出版社,2011.

5. 中华中医药学会.糖尿病肾病中医防治指南.中国中医药现代远程教育,2011,9(4):151-153.

6. 沈庆发.中医肾病学.上海:上海中医药大学出版社,2007.

7. 中华中医药学会糖尿病分会.糖尿病肾脏疾病中医诊疗标准.世界中西医结合杂志,2011,6(6):548-552.

8. 中华中医药学会肾病分会.糖尿病肾病诊断、辨证分型及疗效评定标准(试行方案).上海中医药杂志,2007,41(7):7-8.

9. 中华中医药学会.糖尿病中医防治指南.北京:中国中医药出版社,2007.

10. 国家中医药管理局医政司.中医临床诊疗方案——消渴病肾病(糖尿病肾病)早中期诊疗方案,2010.

11. 中国中医科学院.中医循证临床实践指南——中医内科.北京:中国中医药出版社,2011.

12. 蔡光先,赵玉庸.中西医结合内科学.北京:中国中医药出版社,2005

13. 陈可冀.高级医师案头丛书:中医内科学.北京.中国协和医科大学出版社,2002.

14. 清·沈金鳌著,田思胜等校注.沈氏尊生书.北京:中国医药科技出版社,2011.

15. 清·董西园.医级.北京:中国中医药出版社,2015.

16. 金·李杲撰著,赵立岩点校.兰室秘藏.北京:中国古籍出版社,1986.

17. 宋·严用和.济生方.北京:人民卫生出版社,1956.

18. 宋·太平惠民和剂局.太平惠民和剂局方.北京:人民卫生出版社,1985.

19. 东汉·张仲景.伤寒论.北京:中国医药科技出版社,1991.

20. 东汉·张仲景.金匮要略.北京:中国古籍出版社,1997.

21. 国家药典委员会.中华人民共和国药典.北京:中国医药科技出版社,2015.

22. Chen P,Michael H.Modern Chinese ear acupressure.Taos:Paradigm Publications,2004.

23. Wang Y.Micro-acupuncture in practice.Missouri:Churchill Livingstone,2009.

第三章 中医古籍对糖尿病肾病的认识

导语:古籍文献奠定了中医理论基础,并持续指导着临床实践。虽然古籍中没有直接描述糖尿病肾病的条文,也无法提供肾功能的实验室检验结果,但有不少论著描述了与现今糖尿病肾病临床表现相似的一系列症状和体征。通过对收录了从汉朝至建国前一千余部医学古籍的《中华医典》进行检索和分析,本章节系统地归纳、总结了古代中医治疗糖尿病肾病的常用中药和方剂。

中医古籍中散在着糖尿病及其并发症(如糖尿病肾病)的相关记载。早在汉代医籍《金匮要略》中,便有"男子消渴,小便反多,以饮一斗,小便一斗,肾气丸主之"消渴病小便频数的临床描述。隋朝《诸病源候论》中则明确将消渴病中"不渴而小便多"者归属为"内消"病候。而同一时期的《古今录验》首次提出"肾消"病名,谓"消渴,病有三:……渴而饮水不能多,小便数,阴痿弱,但腿肿,脚先瘦小,此肾消病也"。宋朝《太平圣惠方》则描述了"消肾"的临床表现为"饮水随饮便下,小便味甘而白浊,腰腿消瘦者,痟肾也",并首次提出"三消"之名,谓"夫三消者,一名消渴,二名消中,三名消肾"。至金元以后,消肾、肾消归于"下消"范畴,《罗氏会约医镜》道"下消者,下焦肾经病也,小便黄赤,或为淋浊,或如膏脂,面黑体瘦,又谓之肾消"。

中医治疗糖尿病肾病相似病症的临证经验通过中医典籍的记载代代传承。因此,系统地整理分析这些记载糖尿病肾病相似病症的古籍条文对指导现今中医临证实践有着重要意义。为此,我们以《中华医典》为检索源,对中国历代中医治疗糖尿病肾病相似病症的方药和穴位组方等进行检索和分析。《中华医典》是一套光盘版的大型中医电子丛书,由湖南电子音像出版社发行,是迄今为止最大的中医电子图书集,包括中国历代至民国(1911-1948年)

前的 1000 多本中医古籍著作,其中不乏罕见抄本和孤本。这些古籍奠定了中医药理论和实践的基础,可谓是一部"中医百科全书"。

一、条文检索与筛选方法

（一）检索词

中医古代医籍中没有"糖尿病肾病"的病名记载,但与其临床特征、症状表现相似的描述散在于一些古代中医疾病的论述中。例如,"尿浊"描述了浑浊的尿液,与蛋白尿的肉眼改变相似;"水肿"和"水气病"反映了以水肿为主要临床表现的一类疾病;"关格"描述了小便不利与呕吐并见的临床症候群;"肾劳"的描述符合肾功能不全的临床症状表现。这些病名及其描述虽能反映肾脏损伤的某些临床表现,但并非糖尿病肾病所特有的临床特征,其他各种原因导致的肾脏损伤皆可出现以上临床表现。故仅以这些症状作为糖尿病肾病的中医病名有失偏颇。而现代中医病名"消渴病肾病",较能体现继发于糖尿病的肾脏病变这一疾病过程特点,但是由现代学者提出的这个病名并未出现在古籍中,无法根据该现代中医病名合理筛选出相似于糖尿病肾病的古籍条文。

为了选择合适的检索词,我们对糖尿病及其并发症的古代中医病名进行了溯源。我们参考了疾病专科教科书、中医词典、医学术语书籍等,整理汇总了相关的古代病名,并且就这些古代病名和现今糖尿病肾病的吻合程度进行了全国范围的专家问卷调查。专家共识度较高的古代病名,则再次查阅其在教材、专著中所对应的现代疾病,进一步确认其符合程度。只筛选出与糖尿病肾病现代疾病定义相符的古代中医病名作为检索词。根据上述中医病名溯源的研究结果,将"肾消""消肾"和"下消"三个病名确定为用于检索《中华医典》的检索词。

（二）检索流程和数据编码

每个检索词依次输入《中华医典》的检索框,并将检索结果分别导出到独立的数据表中。包含一个或多个检索词的独立段落视为一条"条文"。按条文内容、出处、成书年代等对初步检索得到的条文进行编码,编码方法详情请参考已发表的文章。更新版的《中华医典》增加收录了建国后的部分中医书籍,按《中医药临床循证丛书》项目组原计划,1949 年后出版的书籍不纳入分析。

（三）数据分析流程

各个检索词检索结果的总和为总条文数。移除命中多个检索词的重复条文后,按下文的排除标准排除与糖尿病肾病中医疗法相关性低的条文（图 3-1）。

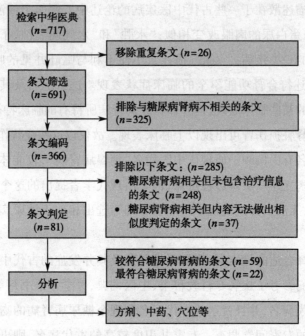

图 3-1　古籍检索与分析流程

注:较符合和最符合糖尿病肾病条文的判断标准参考表 3-1。最符合的条文库为较符合条文库的子库。

（四）条文的纳入与排除标准

如条文符合以下情况,则判定为糖尿病肾病不相关条文并予以排除:无肾脏损伤的症状描述;不包含糖尿病病史、或症状、或其并发症的描述;包含如血尿、疲乏、恶心等很可能由其他肾脏疾病或非肾脏疾病导致的症状的相关描述,如"强中"病;没有提及相关信息或者所提供信息欠充分,不足以据此作出糖尿病肾病相似度判断。

再次审阅全部的相关条文,以归类整理该病的病因、病机以及最符合糖尿病肾病描述的条文。研究人员按是否含有以下一个或多个糖尿病肾病的常见疾病特征对条文进行编码:糖尿病病史、口干口渴、多饮、易饥、消瘦、多尿、甜尿、尿频、尿浊、下肢水肿。并根据表3-1的糖尿病肾病相似度判断标准对每条条文进行评分,以筛选区分出较符合糖尿病肾病和最符合糖尿病肾病的条文。若条文提及有糖尿病病史并见肾脏疾病症状,或提及糖尿病和肾脏疾病症状,则均判断为"符合糖尿病肾病"的条文。若条文中同时提及有糖尿病病史、糖尿病症状以及肾脏病症状,则判断为"最符合糖尿病肾病"的条文。

只有与糖尿病肾病相关,且含有治疗信息的条文才纳入统计分析。出自本草类古籍的条文,如源于某一药材名下并提到该药材可用于治疗"肾消""消肾"或"下消",但若无具体的疾病描述或治疗内容缺失,则该条文同样不纳入分析;若本草类古籍条文包含了具体疾病描述,即使出自单味中药名下且未给出配伍使用的其他药材,亦纳入分析。针灸疗法所使用的穴位采用类似方法进行分析。本章节主要呈现较符合和最符合糖尿病肾病条文库中方剂、药物和穴位的频次分析结果。当一条古籍条文中包含多个疗法的信息,在分析方剂、药物和穴位频次时,每一项治疗措施按一次单独计算。

表 3-1　糖尿病肾病相似度判断标准

判定类别	判断标准
非糖尿病肾病	不包含任何肾脏疾病临床症状的描述
可能是糖尿病肾病	仅包含肾脏疾病临床症状的描述
较符合糖尿病肾病	包含糖尿病病史并见肾脏疾病临床症状的描述;或包含糖尿病和肾脏疾病临床症状的描述
最符合糖尿病肾病	包含糖尿病病史、糖尿病临床症状以及肾脏疾病临床症状的描述

二、检索结果

共检出717条包含一个或多个检索词的古籍条文,检索条文命中结果详

见表 3-2。其中,"下消"一词命中的条文数量约占总条文数目的一半
(46.9%),另外两个检索词"肾消"和"消肾"的古籍条文命中数量相近
(26.6%和26.5%)。三个检索词分别命中的条文数量比例在较符合和最符
合糖尿病肾病条文库中较为相似。

表 3-2　检索词检出条文情况

检索词	条文数(%)		
	总条文库	较符合糖尿病肾病条文库	最符合糖尿病肾病条文库
下消	336(46.9)	11(18.6)	8(36.4)
肾消	191(26.6)	17(28.8)	8(36.4)
消肾	190(26.5)	31(52.5)	6(27.3)

移除重复条文后,对余下条文按糖尿病和肾脏损伤症状进行编码,以筛选
出与现今糖尿病肾病相符或相近的古籍条文。在366条与现今糖尿病肾病相
关的古籍条文中,有248条条文记录的内容为所描述病症的定义、病因病机和
治疗原则的论述。随后,对包含治疗信息的160条条文进行糖尿病肾病的相
似度判断。最后,共有59条出自26本中医古籍(成书于公元前652年-1839
年)的条文被判断为与糖尿病肾病相符或相近,可纳入后续统计分析。与现
今糖尿病肾病相关的代表性条文列举如下。

(一) 糖尿病肾病相似古籍条文原文摘选

窦材在《扁鹊心书》(成书于1146年)中论述了"下消""肾消"等古代病
名的演变历史及该病的治疗原则。"消渴虽有上中下之分,总由于损耗津液
所致,盖肾为津液之原,脾为津液之本,本原亏而消渴之证从此致矣……下消
者,《素问》谓之肺消,渴而便数有膏。饮一溲二;后人又谓之肾消,肾消之证
则已重矣。若脉微而涩或细小,身体瘦瘁,溺出味甘者,皆不治之证也,大法以
救津液,壮水火为生。"

刘完素的《素问病机气宜保命集》(成书于1186年)一书中记载了"肾消"
病症的临床表现、病因病机、疾病进展过程以及治疗原则。"论曰:消渴之疾,
三焦受病也。有上消中消肾消……肾消者。病在下焦。初发为膏淋。下如膏

油之状。至病成而面色黧黑。形瘦而耳焦。小便浊而有脂。治法宜养血。以肃清。分其清浊而自愈也。"

（二）糖尿病肾病相似古籍条文提到的病症定义以及病因描述

古籍中能找到部分条文描述的症状与糖尿病肾病的现代认识较为吻合的。例如，金·刘元素在《黄帝素问宣明方论》曰"……或瘅或消中，善食而瘦。或消渴多虚，头面肿，小便数。或服甘辛热药过度，变成三消，上则消渴，中则消中，下则消肾，小便白膏也"。明·张景岳的《景岳全书》中"三消干渴"一节有载："下消者，下焦病也。小便黄赤，为淋为浊，如膏如脂，面黑耳焦，日渐消瘦，其病在肾，故又名肾消也"。同一时代，张介宾的《类经》中也有相似的记载："若饮水多而小便多，名曰消渴；若饮食多，不甚渴，小便数而消瘦者，名曰消中；若渴而饮水不绝，腿消瘦而小便有脂液者，名曰肾消"。清·俞根初在《重订通俗伤寒论》中提到："如饮一溲一。色亦凝如白膏。味甜无臭者。三消症中之下消也"。

成书于明代的《奇效良方》一书中，详尽论述了"肾消"的病因病机："三消之疾，本湿寒相搏，阴气极为燥热，阳气太甚，亦皆饮食服饵失宜，肠胃干涸，而气液不可宣平，或耗乱精神，过违其度。或因大病，阴气损而液衰，虚阳气悍，而燥热亦甚，或因久嗜咸物，恣食炙爆，饮酒过度。亦有年少服金石丸散，久积金石之毒，热结于胸中，下焦虚热益甚，因而肾水不能制，金石热燥甚于肾，故渴而引饮。若饮水多而小便多者，名曰消渴；若饮食多而不甚渴，小便数而消瘦者，名曰消中；若渴而饮水下不绝，肌消瘦而小便有脂膏者，名曰肾消。此三消者，其燥热同也"。

（三）含治疗信息古籍条文的朝代分布

在较符合糖尿病肾病条文库中，最早的条文出自唐代孙思邈的《备急千金药方》。至宋金时期，条文数量显著增加，可能与该时期古籍出版物增多有关。经过与现今的糖尿病肾病符合程度判定后，元代的条文缺如。大多数条文源于明清时期，可能由于该时期图书出版规模扩大且有许多官修医学全书发行。例如，囊括库中最多条文数量的《普济方》，就是由明代官府主持编修的方书，也是中国历史上成书规模最大的方书（表3-3）。

表 3-3　治疗条文的朝代分布

朝代	条文数(%)
唐以前(618 年以前)	0
唐、五代(618-960)	2(3.4%)
宋、金(960-1279)	17(28.8%)
元(1271-1368)	0
明(1368-1644)	26(44.1%)
清(1644-1911)	14(23.7%)
民国(1912-1949)	0
总计	59

（四）中药疗法

最终纳入的 59 条古籍条文均运用中药疗法,未提及使用针灸或其他中医疗法。最符合糖尿病肾病库由 22 条相似度评分最高的古籍条文构成,从属于较符合糖尿病肾病条文库。后者由 59 条的古籍条文组成,包括其中 22 条最符合糖尿病肾病的条文,两个条文库的从属关系如图 3-2 所示。我们对这两个含有不同相似程度的条文的古籍库进行了对比。

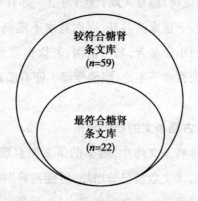

图 3-2　两个不同相似程度条文库的逻辑关系

1. 较符合糖尿病肾病条文中的高频方剂

在 59 条古籍条文中,共记载了包含 82 味中药的 33 个中药方。所记载的药方组方用药差别较大,有一半的中药方在古籍条文库中只出现了 1 次,而余下一半药方的出现频率也只是 2~3 次。出现频率最高（4 次）的药方为茴香散、六味地黄丸和八味丸（表 3-4）。

茴香散

茴香散记载于明清的本草典籍，如《本草纲目》《本草述钩元》《得配本草》和《本草单方》等。茴香散用于"肾消饮水，小便如膏油"者，用茴香（炒）、苦楝子（炒）等分为末，每食前酒服二钱。该方据古籍记载有补肾益气之效。

六味地黄丸和八味丸

八味丸和六味地黄丸方药组成相似，且均有补肾之功效。八味丸最早记载于张仲景的《金匮要略》中，名为"崔氏八味丸"，亦名"八味肾气丸"，由干地黄、山茱萸、山药、泽泻、茯苓、牡丹皮、炮附子和桂枝组方而成。六味地黄丸由北宋医家钱乙根据八味丸去附子、桂枝两味温补之药化裁而成。临床表现为消渴、小便频数和尿浊的肾阳虚证患者以八味丸治之，肾阴虚患者则以六味地黄丸主之。

缲（缲）丝汤/原蚕茧汤

缲丝汤，亦名原蚕茧汤，为单一味原蚕茧煮水取汤而得，若无原蚕茧，可用茧壳、丝绵煎汤代之。引用缲丝汤/原蚕茧汤的 4 条古籍条文全部出自明朝，用于"治肾消，白浊，及上中二消、饥渴不生肌肉，其效如神"。同时，条文指出该病证治疗忌食盐物。现代研究显示，蚕和茧壳的活性成分可以减少 2 型糖尿病患者的尿白蛋白排泄和降低血糖水平。

肾沥汤/磁石汤

肾沥汤和磁石汤，两方组方用药相同，均由黄芪、熟干地黄、杜仲、五味子、人参、磁石六味中药和白羊肾一具组成。用于治疗"小便白浊如凝脂，形体羸瘦（弱无力）"肾气虚者。

菟丝子散

宋代和明朝的古籍条文均有对菟丝子散的记载，如《普济方》中所著"菟丝子散（出圣惠方）治消肾小便多白浊，或不禁"。药物组成有菟丝子、肉苁蓉、黄连、磁石、蒲黄、五味子和鸡内金。据条文记载，菟丝子散应在餐前服用，并辅以清粥饮共服以温肾。

表3-4 较符合糖尿病肾病条文中的高频方剂

方名	药物组成	条文数
茴香散	小茴香,川楝子	4
八味丸	附子,桂枝,干地黄,山茱萸,泽泻,牡丹皮,山药,茯苓	4
六味地黄丸	干地黄,山茱萸,泽泻,牡丹皮,山药,茯苓	4
肾沥汤/磁石汤	磁石,黄芪,人参,五味子,杜仲,熟地黄,羊肾	3
缫丝汤/原蚕茧汤	茧丝/蚕茧	3
菟丝子散	菟丝子,蒲黄,磁石,黄连,肉苁蓉,五味子,鸡内金	3

2. 较符合糖尿病肾病条文中的高频中药

在较符合糖尿病肾病条文中共运用了82味中药,其中有部分药材仅被提及1次,最常用的药材则出现在多达24条古籍条文中,而大部分中药(85%)在本条文库中的使用频率均少于10次。使用频率超过10次的12味中药详见列表3-5。其中,最常用的中药分别为茯苓、人参和熟地黄。

表3-5 较符合糖尿病肾病条文中的高频中药

中药名	学名	条文数
茯苓	*Poria cocos*(Schw.)Wolf	24
人参	*Panax ginseng* C. A. Mey.	20
熟地黄	*Rehmannia glutinosa* Libosch.	20
五味子	*Schisandra chinensis*(Turcz.)Baill.	18
泽泻	*Alismaorientalis*(Sam.)Juzep.	18
黄连	*Coptis chinensis* Franch.	14
山药	*Dioscore aopposita* Thunb.	14
山茱萸	*Cornus officinalis* Sieb. et Zucc.	13
牡丹皮	*Paeonia suffruticosa* Andr.	11
牡蛎	*Ostrea gigas* Thunberg.	11
鸡内金	*Gallus gallusdomesticus* Brisson	10
天花粉	*Trichosanthes kirilowii* Maxim.	10

高频中药中涵盖了与六味地黄丸及其类方组成相近的药物,均具有补肾的功用。这些高频中药可以归为以下四类:补益药、收敛药、消食药和清热药。这些药物分类反映了古代对糖尿病肾病本为虚、标有热的中医病机认识。

3. 最符合糖尿病肾病条文中的高频方剂

22 条古籍条文从较符合糖尿病肾病条文库中筛选出来,组成最符合糖尿病肾病条文子库。这些条文同时包含了糖尿病病情发展、糖尿病症状以及肾脏疾病症状等提示与糖尿病肾病现代认识相符的描述。

在这 22 条条文中,共记载了含 59 味中药的 13 个药方。因纳入本子库的古籍条文数量较少,导致不同药方的出现频率也较低,仅为 1~3 次,其中只有 6 个药方出现多于 2 次(表 3-6)。该子库中最常见的药方为缲丝汤/原蚕茧汤和六味地黄丸。此外,被重复引用的药方还有固本丸、花苁蓉丸、天花丸和知柏八味丸。根据古籍原文,除花苁蓉丸用于治疗"渴水不多,但腿肿,脚先瘦小,阴萎弱,数小便者",其余几方用于治疗"饮一溲二,其溲如膏油"及"饮水无休歇,小便昼夜不停行,骨冷皮焦,四体肌肤淋转渴,便利白如泔,口内咽干舌如血"者。

表 3-6 最符合糖尿病肾病条文中的高频方剂

方名	药物组成	条文数
缲丝汤/原蚕茧汤	茧丝/蚕茧	3
六味地黄丸	干地黄,山茱萸,泽泻,牡丹皮,山药,茯苓	3
八味丸	附子,桂枝,干地黄,山茱萸,泽泻,牡丹皮,山药,茯苓	2
知柏八味丸	知母,黄柏,熟地黄,山茱萸,泽泻,牡丹皮,山药,茯苓	2
固本丸	生地黄,熟地黄,天冬,麦冬	2
花苁蓉丸	花苁蓉,泽泻,五味子,巴戟天,地骨皮,瓜蒌,磁石,人参,赤石脂,干姜,禹余粮,桑螵蛸,芒硝	2
天花丸	天花粉,茯苓,牡蛎,知母,铁粉,苦参,朱砂,白扁豆,黄连,芦荟,金银箔	2

4. 最符合糖尿病肾病条文中的高频中药

在最符合糖尿病肾病条文子库中,所运用的 59 味中药中每味药材的引用频次为 1~12 次。其中共有 9 味中药被引用多于 5 次,见高频中药列表 (表3-7)。本子库最常用的中药排名前三位的分别是茯苓、泽泻和熟地黄。 高频药物亦和六味地黄丸的组成相似,再加上具有补益功效的人参与清热功 效的知母。

表 3-7　最符合糖尿病肾病条文中的高频中药

中药名	学名	条文数
茯苓	*Poria cocos* (Schw.) Wolf	12
泽泻	*Alisma orientalis* (Sam.) Juzep.	12
熟地黄	*Rehmanni aglutinosa* Libosch.	11
山茱萸	*Cornus officinalis* Sieb. et Zucc.	9
牡丹皮	*Paeonia suffruticosa* Andr.	8
山药	*Dioscore aopposita* Thunb.	8
人参	*Panax ginseng* C. A. Mey.	6
天花粉	*Trichosanthes kirilowii* Maxim.	5
知母	*Anemarrhena asphodeloides* Bge.	5

5. 高频方剂和药物的对症用药分析

在所纳入的 59 条古籍条文中,最常见的糖尿病肾病症状为小便混浊(尿 浊),在 57 条条文(96.6%)中均见与之相关的文字描述;其次是小便频数,并 见或不并见口干渴,见于 37 条条文中(62.7%)。糖尿病的典型症状如口渴和 消瘦分别在 19 条和 17 条古籍条文中有所提及。下肢水肿的症状描述则较为 少见,仅在 3 条条文中有所记载。其他糖尿病的临床症状,如多食、甜尿仅各 在 1 条古籍条文中被提及。纳入条文所描述的大多数症状反映的是糖尿病肾 病早期阶段的临床表现。我们对每个症状相应使用的方剂和用药亦做了频数 统计。针对上述各个症状所使用的方剂和中药与较符合糖尿病肾病条文库中 的高频方剂及高频用药较为一致(表 3-4 和表 3-5)。针对各个症状的频数分 析发现,黄芪一药主要被用于治疗小便混浊。

6. 医案原文选摘

《孙文垣医案·卷二·三吴治验》中载:一书办下消。一书办年过五十,糟酒纵欲无惮,忽患下消之症,一日夜小便二十余度,清白而长,味且甜,少顷凝结如脂,色有油光。治半年不验,腰膝以下皆软弱,载身不起,饮食减半,神色大瘁。脉之六部大而无力。书云:脉至而从,按之不鼓,诸阳皆然,法当温补下焦。以熟地黄六两为君,鹿角霜、山茱萸各四两,桑螵蛸、鹿角胶、人参、白茯苓、枸杞子、远志、菟丝子、怀山药各三两为臣,益智仁一两为佐,大附子、桂心各七钱为使,炼蜜为丸,梧桐子大,每早晚淡盐汤送下七八十丸,不终剂而愈。(书办:明、清时期,府、州、县署名房书吏的通称。掌管文书,核拟稿件,嗣后用为掌案书吏的专称。)

《临证指南医案·卷六·三消》中载:杨(二六),渴饮频饥。溲溺浑浊。此属肾消。阴精内耗。阳气上燔。舌碎绛赤。乃阴不上承。非客热宜此。乃脏液无存。岂是平常小恙。(肾消)熟地、萸肉、山药、茯神、牛膝、车前。

(五)针灸及相关疗法

检索获得分别出自宋、明和清代的 4 条针灸相关条文,但是全部都是非糖尿病肾病相关的条文,因而未被纳入条文库中。

三、古籍研究小结

有 2500 多年历史的中医古典医籍提供了重要的临证诊疗信息,并持续指导着中医临床实践。三个检索词(下消、肾消、消肾)所属古籍条文的总体病症描述与糖尿病及其并发症的临床表现十分相近,但是并未发现某个特定的检索词所属条文与现代认识的糖尿病肾病完全相符。因此,本章所整理分析的治疗措施是基于对糖尿病肾病的典型症状及糖尿病症状的判断。三个检索词在经过糖尿病肾病相似度判断后的条文数分布上都比较相近,所以并没有发现任何一个词比另两个词能更精准的相对应于糖尿病肾病。

古典医籍中有与糖尿病肾病相近描述的条文,但可能由于检索词的限定,所得条文数量比较少。下消、肾消和消肾这三个检索词具有较好的特异性,能命中与现今糖尿病肾病较为相符的条文,但是无法涵盖全部可能与糖尿病肾病相关的条文。由于糖尿病肾病的现代诊断基于客观的实验室检测,这是古代中医无法提供的信息,所以要在古籍中确定糖尿病肾病有一定难度。需要事先判定古籍条文中用古文叙述的症状描述与现今糖尿病肾病临床表现的相对应性,再对条文具体描述内容进行谨慎判断。

所有纳入的与糖尿病肾病相似的条文所记载的均含有对糖尿病肾病早期的中药疗法。最常用的药方如六味地黄丸和八味丸(金匮肾气丸),时至今日仍在广泛使用。这两个方剂及其加减方,如参芪地黄丸、杞菊地黄丸和济生肾气丸等,在《糖尿病肾脏疾病中医诊疗标准》中为推荐使用方剂。由此可见,源于古籍的传统诊疗经验仍在指导着今天的中医临床实践。

据纳入古籍条文的记载,古代常用于治疗糖尿病肾病相似病症的中药主要为具有补益、收敛、消食和清热四类功效的药材。这个结果与现代中医治疗糖尿病肾病的常用中药基本相符。对单个症状的方药分析结果显示,黄芪为针对性治疗小便浑浊(尿浊)这一症状的特殊用药。而一篇基于随机对照试验的系统评价结果显示,黄芪制剂可以降低糖尿病肾病患者的尿白蛋白排泄水平。但古籍条文的分析结果提示部分古代的常用的方药与现今中医的临床实践仍有一定区别。如蚕茧/茧丝一药,在现代中医治疗糖尿病肾病患者的临床实践中并不常用,不过研究人员已开始注意到蚕茧及其活性成分具有降血糖和降低尿白蛋白水平的功效,并陆续开展了实验研究进行验证。另外,部分方剂含有矿物类药物,如清热泻下的芒硝、涩肠收敛的禹余粮以及平肝潜阳养肾脏的磁石。虽然目前尚未有这些矿物类中药的不良反应报道,但在临床使用中需要加以留意。例如,煎煮磁石一药时避免使用铁制品锅具;口服禹余粮时,应该与其他口服西药间隔一段时间以免发生药物相互作用,与西药结合产生不溶、不吸收消化的沉淀物。

除了中药,古籍中鲜有见到针灸治疗糖尿病肾病相似病症的记载。

参 考 文 献

1. 中华中医药医学会.中华医典.4 版.湖南:湖南电子音像出版社,2000.

2. May BH,Lu CJ,Xue CCL.Collections of traditional Chinese medical literature as resources for systematic searches.J Altern Complement Med,2012,18(12):1101-1107.

3. May BH,Lu YB,Lu CJ,et al.Systematic assessment of the representativeness of published collections of the traditional literature on Chinese Medicine.J Altern Complement Med,2013,19

（5）:403-409.

4. Lei Zhang, Yin Li, Xinfeng Guo, et al.Text mining of the classical medical literature for medicines that show potential in diabetic nephropathy.eCAM,2014:189125.

5. 国家中医药管理局医政司.22 个专业 95 个病种中医诊疗方案,2010:167-192.

6. Lei Zhang, La Zhang, Yin Li, et al.Biotransformation effect of Bombyx Mori L. may play an important role in treating diabetic nephropathy.Chin J Integr Med,2015:1-8.

7. 中华中医药学会糖尿病分会.糖尿病肾脏疾病中医诊疗标准.世界中西医结合杂志, 2011,6(6):548-552.

8. Mingxin Li, Weixin Wang, Jun Xue, et al.Meta-analysis of the clinical value of Astragalusmembranaceus in diabetic nephropathy.J Ethnopharmacol,2011,133(2):412-419.

9. Carl-Hermann Hempen, Toni Fischer.A material medica for Chinese medicine:plants,minerals, and animal products.London:Churchill Livingstone,2009:834.

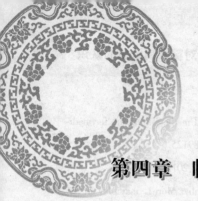

第四章　临床研究证据的评价方法

导语:本章将介绍中医药治疗糖尿病肾病的临床研究的评价方法和过程。通过全面检索,纳入该领域符合入选标准的临床研究,采用系统评价的研究方法,严格评价纳入研究的方法学质量,条件允许的情况下,通过 meta分析合并纳入研究的结果,以评价各种中医药干预措施治疗糖尿病肾病的临床疗效。

现代文献及中医古籍中都有关于中医药治疗糖尿病肾病的记载,目前已有学者对中医药疗法治疗糖尿病肾病的疗效和安全性进行了系统评价。

本章将讨论中医药作为干预措施治疗糖尿病肾病的临床研究的疗效以及安全性的评价方法。干预措施分类如下:

- 中药(第五章)
- 针刺和相关疗法(第七章)
- 其他中医疗法(第八章)
- 中医联合疗法(第九章)

由主编、编委及专家顾问小组根据 PICO 原则制定纳入排除标准,对检索所得的临床研究[包括随机对照试验(RCT)、非随机对照试验(CCT)和无对照研究]进行筛选和评价。RCT 和 CCT 将使用相同的方法进行评价,分别描述结果。无对照研究的证据质量较难评估,故仅展示其研究特征、所用干预措施以及所有不良事件的细节。本书所纳入的临床研究参考文献清单分别附于第五、七、八、九章的章末,并采用字母和数字组合的方式来区分中医干预措施的类别。如使用中药作为干预措施的临床研究用"H"表示,如 H1;使用针刺及相关疗法的研究用"A"表示,如 A1;其他中医疗法研究用"O"表示,如 O1;

中医联合疗法的研究用"C"表示,如 C1。

一、检索策略

根据 Cochrane 系统评价手册中的方法,检索了以下中英文数据库。英文数据库包括 PubMed、Excerpta Medica Database(Embase)、Cumulative Index of Nursing and Allied Health Literature(CINAHL)、Cochrane Central Register of Controlled Trials(CENTRAL)、Cochrane Library 以及 Allied and Complementary Medicine Database(AMED)。中文数据库包括中国生物医学文献服务系统(CBM),中国期刊全文数据库(CNKI),中文科技期刊数据库(维普 CQVIP)和万方数据库。检索自收录起始时间到 2015 年 4 月的文献,且未设置任何限制条件。将检索词作为关键词进行检索,若检索词有对应的主题词,则同时辅以主题词检索。

为了全面获取相关文献,根据临床研究的类型(综述、对照试验、无对照研究)和干预措施的种类(中药、针刺及相关疗法、其他中医疗法)进行排列组合,最终构建出下列 9 个检索式:

1. 中药疗法的综述

2. 中药疗法的对照试验(包括 RCT 与 CCT)

3. 中药疗法的无对照研究

4. 针刺及相关疗法的综述

5. 针刺及相关疗法的对照试验(包括 RCT 与 CCT)

6. 针刺及相关疗法的无对照研究

7. 其他中医疗法的综述

8. 其他中医疗法的对照试验(包括 RCT 与 CCT)

9. 其他中医疗法的无对照研究

使用中医联合疗法的临床研究通过上述检索获得。除了检索电子数据库,我们还查阅了已发表的系统评价和纳入临床研究所引用的参考文献,以寻找其他的相关文献。此外,我们还检索了临床试验注册中心,以了解正在进行或刚结束的临床试验的情况,必要时联系研究人员以获取相关数据。所检索的临床试验注册中心包括：

- 澳大利亚新西兰临床试验注册中心（ANZCTR）
- 中国临床试验注册中心（ChiCTR）
- 欧盟临床试验注册中心（EU-CTR）
- 美国临床试验注册网站（ClinicalTrials. gov）

二、文献纳入标准

- 受试者:伴随微量白蛋白尿的Ⅰ型或Ⅱ型的成年糖尿病患者(即糖尿病肾病Ⅰ-Ⅲ期)。微量白蛋白尿定义为:(1)尿白蛋白肌酐比(ACR):30~300mg/g或(2)尿白蛋白排泄率(AER):24小时样本30~300mg/24h或随机尿样本20~200μg/min。
- 干预措施:中药、针刺及相关疗法、其他中医疗法和中西医结合疗法(表4-1)。
- 对照措施:安慰剂、指南推荐的基础治疗(如血糖、血压、血脂的控制、饮食和体育锻炼等生活方式调节);
- 结局指标:研究报道了至少一个项目组预先确定的结局评价指标(表4-2)。

三、文献排除标准

- 受试者已接受肾脏替代治疗(透析或移植)
- 非糖尿病肾病(NDKD)
- 研究所使用的中医治疗措施无统一实施标准,如每个受试者给予辨证处方用药
- 对照措施并非糖尿病肾病相关国际临床实践指南所推荐的治疗,或使用了空白对照(无任何治疗干预)
- 对照组含有任何形式的中医药疗法
- 中西医结合研究中,试验组和对照组使用了不同的西医基础治疗措施

表 4-1　纳入临床证据评价的中医疗法

类别	干预措施
中药	中药口服、灌肠、外洗、熏蒸、浸泡等
针刺及相关疗法	针刺、艾灸、穴位贴敷等
其他中医疗法	太极、中医食疗等
中医联合疗法	中医联合疗法是指同时给予两种或以上不同类别的中医干预措施,例如中药联合针刺疗法

表 4-2　预先确定的结局指标

结局指标类别	测量方式	测量单位及正常范围
主要结局指标		
死亡	全因死亡率	发生事件的人数;越少越好
疾病进展事件	1. 进展到终末期肾病(ESRD) 2. 血肌酐(SCr)较基线水平翻倍 3. 肾小球滤过率(GFR)或肾小球滤过率估算值(eGFR)下降比例达 30%、40% 或 50% 4. 慢性肾脏病(CKD)分期进展 5. 白蛋白尿进展(a)或缓解(b) 　a. 从微量到大量 　b. 从微量到正常	1. 发生事件的人数;越少越好 2. 发生事件的人数;越少越好 3. 发生事件的人数;越少越好 4. 发生事件的人数;分期越低越好 5. 发生事件的人数 　a. 越少越好 　b. 越多越好
肾功能的变化	1. GFR 或 eGFR 2. SCr 3. 肌酐清除率(CrCl)	1. $\geq 90ml/min/1.73cm^2$ 2. 男 $61.88 \sim 114.92\mu mol/L$ 　女 $44.20 \sim 97.24\mu mol/L$ 3. $\geq 90ml/min$
肾损伤标志物	1. 蛋白尿定量 2. 尿白蛋白排泄率(AER) 3. 尿白蛋白肌酐比(ACR) 4. 尿蛋白肌酐比(PCR 或 P/C)	1. $<100mg/24h$ 2. 正常范围$<20\mu g/min$ 或$<30mg/24h$ 　a. 微量:$30\sim300mg/24h$ 或 $20\sim200\mu g/min$ 　b. 大量:$>300mg/24h$ 或$>200\mu g/min$ 3. 正常范围$<3.4mg/mmol$ 或$<30mg/g$ 　a. 微量:$3.4\sim34mg/mmol$ 或 $30\sim300mg/g$ 　b. 大量:$>34mg/mmol$ 或$>300mg/g$ 4. 正常范围$<0.2mg/mg$

续表

次要结局指标		
死亡	心源性死亡率	发生事件的人数;越少越好
住院	全因住院率	发生事件的人数;越少越好
生活质量	任何经验证的评价方法	基于测量方法的不同而不同
危险因素指标	1. 空腹血糖(FBG) 2. 糖化血红蛋白 A1c(HbA1c) 3. 收缩压 4. 舒张压 5. 总胆固醇 6. 低密度脂蛋白胆固醇(LDL) 7. 高密度脂蛋白胆固醇(HDL) 8. 甘油三酯 9. 血尿酸	1. 3.9~5.5mmol/L 或 70~99mg/dl 2. 20~38mmol/mol 或 4%~5.6% 3. 90~140mmHg 4. 60~90mmHg 5. <5.17mmol/L 或 200mg/dl 6. <2.59mmol/L 或 100mg/dl 7. 男>1.03mmol/L 或 40mg/dl 　　女>1.29mmol/L 或 50mg/dl 8. ≤2.82mmol/L 或 250mg/dl 9. 178~416μmol/L 或 3~7mg/dl
医疗费用	医疗卫生保健总费用	
不良事件	不良事件的数量和类型	

备注:肾功能很大程度上基于年龄、性别、种族的不同而有所差异。表中所用的正常范围仅供参考。

四、结局指标

预先确定的疗效结局指标囊括了糖尿病肾病研究领域常用的结局指标,如死亡率、疾病进展、肾功能改变、肾损伤标志物、生存质量、疾病危险因素、医疗费用和不良事件等。结局指标及其测量方式与范围等详见表4-2。

五、研究偏倚风险评估

使用Cochrane协作网的偏倚风险评估工具。临床试验中根据偏倚来源可分为选择性偏倚、实施偏倚、测量偏倚、减员偏倚和报告偏倚五种类型。偏倚风险评估工具从随机序列产生、分配隐藏、对受试者和试验人员设盲、对结局评价者设盲、不完整结果数据、选择性报告结果等六个方面对以上偏倚的风险进行评估。每个部分的偏倚风险程度经评估分为低、高或不确定三种结果。低偏倚风险是指存在的偏倚不太可能影响研究结果；高偏倚风险是指很可能存在严重偏倚，削弱了结果的可信度；而不确定风险是指缺乏足够的信息，潜在的偏倚对研究结果的影响程度难以确定。研究的偏倚风险评估由两名研究人员分别进行，若判定结果存在分歧，则通过讨论或者咨询第三方来解决。

偏倚风险从以下六个方面进行判定：

- 随机序列产生：详细描述了产生随机序列的方法，可供评估试验组和对照组是否有组间可比性。使用随机数字表法或计算机随机序列生成软件判断为低偏倚风险。非随机产生序列方法（如根据出生日期奇偶数或入院日期分组等）则判断为高偏倚风险。

- 分配隐藏：详细描述了隐藏分配方案的方法，可供评估患者分组结果在分组之前或分组期间能否被事先预知。低偏倚风险的方法包括中心随机法和密封信封法，而高偏倚风险方法包括公开可见的随机序列或按出生日期分组等。

- 对受试者和试验人员设盲：对受试者和试验人员是否实施盲法的描述，可供判断受试者和研究人员对受试者接受何种干预是否知情。同时要考虑盲法是否被有效实施。对受试者和试验人员都有效设盲的研究判断为低偏倚风险。如果研究中没有使用盲法或盲法未完整实施，则判断为高偏倚风险。

- 对结局评价者设盲：对结局评价者是否实施盲法的描述，可供判断结局评价者对受试者接受何种干预措施是否知情。与上一条目的盲法有效性判断类似，需要考虑盲法是否被有效实施。

- 不完整结果数据：提供了用于判断每个主要结局指标数据完整性的描述，包括每组失访、剔除的例数以及失访和剔除的原因。研究完整报道了结果数据，或者有丢失数据但不太可能影响真实结果，或者丢失数据的情况在组间较一致，则判断为低偏倚风险。若研究有无法解释的结果数据丢失情况，判断为高偏倚风险。

- 选择性报告结果：有研究计划书并且预先确定的结局指标在研究报告中均予以报道。有公开研究计划书并且报告中含有全部预先确定的结局指标的研究,判断为低偏倚风险。若报告中没有包含所有预先确定的结局指标或者结果数据报道不完整的研究,判断为高偏倚风险。

六、统计分析

对纳入研究的中医证型、方剂、中药组成和针灸穴位等信息进行描述性统计,并按出现频率由高到低排序呈现。在纳入研究数量较多的情况下,将统计重复出现在两个或以上临床研究中的证候类型、最常用的 10 个中药方剂、最常用的 20 味中药和最常用的 10 个针灸穴位。若纳入的文献数量有限,则只列举单个研究所报道的证型和穴位等信息供读者参考。

所用统计方法的定义和结果解释详见术语表。二分类变量用相对危险度(relative risk, RR)及其 95%可信区间(confident intervals, CI)进行描述。连续性变量用均数差(mean difference, MD)及其 95%CI 进行描述。对全部 meta 分析的结果采用 I^2 统计量描述异质性的大小。如果 I^2 大于 50%则认为有显著异质性。在数据允许的情况下,对疗程、方剂、对照措施类型以及基线肾功能水平等因素作亚组分析。对随机偏倚属低偏倚风险的研究作敏感性分析以探究异质性的潜在来源。考虑研究内部和研究之间可能存在临床异质性,以及纳入研究之间的疗效差异,所有统计分析均采用可用案例分析法和随机效应模型。

七、证据质量评价

采用 GRADE(the grading of recommendations assessment, development and evaluation)系统以汇总和评估系统评价所报告结局的证据质量。GRADE 评估的结果以结果总结表(summary of findings, SOF)的形式呈现,有助于读者对糖尿病肾病相关的结局指标证据现状形成整体认识。为此,设立了证据质量评价的专家小组。小组成员包括系统评价团队成员、中医临床医师、中西医结合医师、西医临床医师和方法学家。小组成员先对各种干预措施(中药、针刺疗法和其他中医疗法等)、对照措施以及结局指标按其临床重要性进行评分。

根据评分的高低排序和后续的讨论,对 SOF 表中需要呈现的内容达成共识。

每个结局指标的证据质量根据 GRADE 系统中的五个因素进行评估,根据各个因素局限性的严重程度降低 1 至 2 级。可能使证据级别下降的五个因素如下:

- 研究方法、设计的局限性(高偏倚风险)
- 研究结果不一致性(无法解释的异质性)
- 证据间接性(研究的干预措施、研究人群和有重要意义的疾病结局指标与具体临床问题之间是否存在间接性)
- 不精确性(结果不精确)
- 发表偏倚(可能存在选择性报告)

任何一个因素出现需要降级的情况时,针对该结局的整体证据质量水平将会相应下降。上述五个降级因素是可叠加的,最终使每个结局指标相应的证据质量归属从高到极低的四个水平之一。GRADE 系统还包含了可使证据质量等级上升的三个因素:效应量大、存在剂量效应关系和存在可能的混杂增加我们对估计效应的把握度。但这三个升级因素更常用于观察性研究,如队列研究、病例对照研究、前后对照研究和时间序列研究等。因本书对观察性研究只作描述性分析,故暂不对三个升级因素予以评估。

GRADE 证据质量级别分为以下四级:

- 高质量证据:我们非常确信真实的效应值接近效应估计值。
- 中等质量证据:对效应估计值我们有中等程度的信心:真实值有可能与估计值接近,但仍存在两者大不相同的可能性。
- 低质量证据:我们对效应估计值的确信程度有限:真实值可能与估计值大不相同。
- 极低质量证据:我们对效应估计值几乎没有信心:真实值很可能与估计值大不相同。

使用 GRADE 系统评估证据质量的过程涉及主观性的判断。但是,专家小组的经验表明,该评估过程公开透明,判断的结果相对可靠。GRADE 系统除了可用于整体证据质量评价,还可用于确定治疗措施的推荐强度。但考虑到中医药疗法的多样性,且不同国家和地区中医临床实践的实际情况存在较大差异,故 SOF 表未包含治疗方案推荐强度的相关内容。读者应根据当地医疗实践的实际环境解读和运用这些证据。

参 考 文 献

1. Higgins J,Green S.Cochrane Handbook for Systematic Reviews of Interventions Version 5.1.0 (The Cochrane Collaboration). 2011 update. [Retrieved from http://www. cochrane-handbook.org.]

2. Mogensen CE, Christensen CK, Vittinghus E. The stages in diabetic renal disease. With emphasis on the stage of incipient diabetic nephropathy. Diabetes,1983,32(Suppl 2):64-78.

3. Clinical practice guidelines and clinical practice recommendations for diabetes and chronic kidney disease.Am J Kidney Dis,2007,49(Suppl 2):S12-154.

4. National Kidney Foundation.KDOQI Clinical Practice Guideline for Diabetes and CKD:2012 update.Am J Kidney Dis,2012,60(5):850-886.

5. American Diabetes Association. Microvascular Complications and Foot Care. Diabetes Care, 2015,38(Suppl 1):S58-S66.

6. Schunemann H, Brozek J,Guyatt G,et al.GRADE handbook for grading quality of evidence and strength of recommendations(The GRADE Working Group), 2013. [Retrieved from http://www.guidelinedevelopment.org/handbook/]

第五章　中药治疗糖尿病肾病的临床研究证据

导语:本章对现有的中药治疗早期糖尿病肾病的临床研究证据进行总结。现有的系统评价仅描述其结果。随机对照试验和非随机对照试验分别纳入系统评价并进行 meta 分析,评估中药治疗糖尿病肾病的疗效和安全性。另外,无对照研究作为补充,概述中药治疗的细节并为安全性评价提供数据。

目前已经开展了大量的临床研究评价中药治疗糖尿病肾病(DKD)的临床疗效。中药治疗通常采用多味药物组成的复方或单味药物治疗。复方包括传统的经典方和当代中医师根据中医理论自拟的经验方。对于早期 DKD 患者,中药治疗以口服为主;对于晚期患者,经常使用中药灌肠治疗。本章对中药治疗早期 DKD 患者(伴微量白蛋白尿)的疗效和安全性进行评价和总结。

一、现有的系统评价

现已有 5 篇相关的系统评价关注口服中药治疗早期 DKD 患者的疗效和安全性。但是,其中 2 篇研究只报告了有效率这一无统一标准的复合结局,另外 2 篇纳入的研究设计无法回答中药的疗效问题,比如将尚未明确疗效的中药作为对照。因此,只有 1 篇系统评价符合我们的纳入标准。

2011 年,谢豪杰等报告了口服益气养阴活血中药联合血管紧张素转化酶抑制剂(ACEI)或血管紧张素Ⅱ受体阻断剂(ARB)在减少尿白蛋白排泄率和控制血糖方面均优于单纯使用 ACEI 或 ARB。该研究纳入了 16 项随机对照试验(RCT),共 1159 例 2 型糖尿病所致 DKD 患者。只有 1 个 RCT 报告了 3 例不良事件(干咳)。原始研究缺乏正确的随机方法和盲法导致高偏倚风险。此外,主要结局合并后异质性较高,且未能分析出其原因。因此作者建议,应该谨慎解读这篇系统评价的结果。

二、研究筛选

研究筛选过程见图 5-1。系统全面的数据库检索,共发现 38 000 余篇文献。移除重复文献后,通过浏览题目和摘要排除无关的文献,进一步通读全文并按纳入、排除标准(详见第四章)进行筛选。最后,共纳入 465 篇文献(464项临床研究)。在这些中药治疗 DKD 的临床研究中,分别有 RCT 437 项(438篇文献)(H1-H437)、非随机对照试验(CCT)3 项(H438-H440)以及无对照研究 24 项(H441-H464)。RCT 和 CCT 根据研究设计类型和对照措施分别纳入不同的系统评价和 meta 分析。无对照研究,仅总结研究的基本特征、具体干预措施和不良事件,不纳入定量分析。

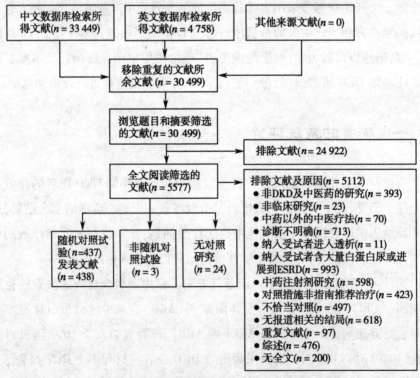

图 5-1 中药临床研究的文献筛选流程

三、口服中药的临床研究证据

纳入的 464 项临床研究均采用中药配合常规治疗,常规治疗包括饮食和生活方式管理、血糖控制、血压控制和血脂调节等。在本书中所提及常规治疗中使用的血压控制药物不包括 ACEI 或 ARB 类药物。除了一个研究(H1)系中药口服联合灌肠外,其余都是中药口服治疗。下文将按 RCT、CCT 和无对照研究三类分别呈现其研究结果。

(一)口服中药的随机对照试验

1. 研究基本特征

总共纳入了 437 个评价中药治疗 DKD 的 RCT。其中,1 个研究(H2)是在新加坡进行,其他研究都是在中国进行。这些研究共纳入了 31 301 例有微量白蛋白尿的 DKD 患者。他们的年龄介于 18 至 89 岁之间(平均年龄 55.6 岁)。其中 245 项研究纳入了原发病为 2 型糖尿病的受试者,10 项研究纳入的受试者不对糖尿病的类型作限制,其余 182 个研究没有报告纳入受试者的原发病。疗程从 2 周到 24 个月不等,平均治疗时间是 3 个月(众数 3 个月)。只有 6 个研究在治疗结束后对受试者进行了随访。其中 3 个研究随访了 6 个月(H3-H5),2 个随访了 1 年(H6,H7),1 个随访了 4 周(H8)。

大多数研究采用两组平行设计,比较口服中药和常规治疗,或比较口服中药和 ACEI 或 ARB 的疗效。有 25 个多组设计的研究,同时比较口服中药、常规治疗和 ACEI 或 ARB 之间的疗效差异。含有多个干预组的研究,按两两比较来提取数据和纳入分析。但是两两比较中有相同比较组的不会纳入到同一个 meta 分析中。

2. 中医证型

177 个研究报告了受试者的中医证型。其中,1 个研究对分配到中医组的受试者,根据个体化辨证处方用药(H9),其余研究将特定证型作为研究的纳入标准之一。我们对各个研究中的证候名进行标化归类。按照出现频率从高到低排序,研究中出现证型如下:

- 气阴虚(含气虚、阴虚和气阴两虚)兼血瘀(93 个研究)

- 脾肾虚（含脾虚、肾虚和脾肾两虚）兼血瘀（33 个研究）
- 气阴虚（含气虚、阴虚和气阴两虚）（25 个研究）
- 脾肾虚（含脾虚、肾虚和脾肾两虚）（14 个研究）
- 肝肾阴虚兼血瘀（4 个研究）
- 阴阳两虚（3 个研究）
- 血瘀（3 个研究）
- 肝肾阴虚（1 个研究）

3. 常用方剂和中药

纳入的 437 个 RCT 共评价了 338 张药方，涉及 235 味中药。在这些方剂之中，有 40 个无名方，另外大部分是基于中医理论的自拟方。对经典方（包括原方和加减方）和中成药的研究中，最常见的单味药是冬虫夏草（中成药），最常见的复方是六味地黄丸和补阳还五汤（表 5-1）。常用的经典方主要是以六味地黄丸化裁的。最大的一个方子由 21 味中药组成，平均每个方由 9 味中药组成。超过 100 个研究都使用了黄芪、丹参、（熟）地黄、山药、山茱萸、茯苓、川芎和大黄；其中超过半数的研究使用了前三味药（表 5-2）。

表 5-1　随机对照试验常用方剂

方名或成药名	研究数	组成或主要成分
冬虫夏草制剂	29	发酵冬虫夏草菌丝
六味地黄丸（加减）	8	茯苓、熟地黄、山药、山茱萸、牡丹皮、泽泻
补阳还五汤（加减）	8	黄芪、当归、赤芍、地龙、川芎、红花、桃仁
血脂康胶囊	6	红曲
通心络胶囊	5	人参、水蛭、全蝎、赤芍、蝉蜕、土鳖虫、蜈蚣、檀香、降香、乳香、酸枣仁、冰片
参芪地黄汤（加减）	4	党参、黄芪、茯苓、熟地黄、山药、山茱萸、牡丹皮、泽泻
黄葵胶囊	4	黄蜀葵花
复方血栓通胶囊	4	三七、黄芪、丹参、玄参
尿毒清颗粒	4	大黄、黄芪、桑白皮、苦参、白术、茯苓、白芍、何首乌、丹参、车前草等
复方丹参滴丸	3	丹参、三七、冰片

续表

方名或成药名	研究数	组成或主要成分
治糖保肾冲剂	3	黄芪、丹参、大黄、山茱萸、葛根、蚕茧
银杏叶制剂	3	银杏叶提取物
丹蛭降糖胶囊	2	太子参、地黄、牡丹皮、泽泻、水蛭、菟丝子
加味芪黄饮	2	太子参、黄芪、地黄、泽泻、山茱萸、山药、茯苓、牡丹皮、蝉蜕、溪黄草、女贞子、白茅根
金匮肾气丸	2	桂枝、附子、山药、山茱萸、熟地黄、茯苓、泽泻、牡丹皮
脑心通胶囊	2	黄芪、赤芍、丹参、当归、川芎、红花、桃仁、乳香、没药、鸡血藤、牛膝、桂枝、桑枝、地龙、全蝎、水蛭
芪参益气滴丸	2	黄芪、丹参、三七、降香油
芪药消渴胶囊	2	西洋参、黄芪、山药、地黄、山茱萸、枸杞子、麦冬、知母、天花粉、五味子、五倍子、葛根
肾炎康复片	2	西洋参、人参、地黄、杜仲、山药、白花蛇舌草、土茯苓、益母草、丹参、泽泻、白茅根、桔梗、黑豆

备注：方剂组成来源于《中医方剂大辞典》或原文报告。

表5-2 随机对照试验常用中药

中药名称	植物学名	研究数
黄芪	*Astragalus membranaceus*（Fisch.）Bge.	301
丹参	*Salvia miltiorrhiza* Bge.	209
（熟）地黄	*Rehmannia glutinosa* Libosch.	203
山药	*Dioscorea opposita* Thunb.	152
山茱萸	*Cornus officinalis* Sieb. et Zucc.	145
茯苓	*Poria cocos*（Schw.）Wolf	118
川芎	*Ligusticum chuanxiong* Hort.	107
大黄	*Rheum palmatum* L.；*Rheum tanguticum* Maxim. ex Balf.；*Rheum officinale* Baill.	93
当归	*Angelica sinensis*（Oliv.）Diels	93
泽泻	*Alisma orientalis*（Sam.）Juzep.；*Alisma plantago-aquatica* L.	84
水蛭	*Hirudo* or *Whitmania* spp.	68
益母草	*Leonurus japonicus* Houtt.	67

续表

中药名称	植物学名	研究数
白术	*Atractylodes macrocephala* Koidz.	65
枸杞子	*Lycium barbarum* L.	56
葛根	*Pueraria lobata*（Willd.）Ohwi	54
芡实	*Euryale ferox* Salisb.	54
赤芍	*Paeonia lactiflora* Pall.	51
牡丹皮	*Paeonia suffruticosa* Andr.	51
太子参	*Pseudostellaria heterophylla*（Miq.）Pax ex Pax et Hoffm.	51
金樱子	*Rosa laevigata* Michx.	49
党参	*Codonopsis pilosula*（Franch.）Nannf.	48
红花	*Carthamus tinctorius* L.	48

4. 偏倚风险

所纳入研究的总体质量普遍偏低(表5-3)。尽管全部研究均描述受试者是"随机"分组,但只有86个研究(19.6%)报告了随机序列的产生方法,且其中3个研究(0.7%)描述方法其实是非随机的方法,例如,按就诊顺序的奇偶次序来分组。所有研究中,只有6个研究(1.4%)报告了使用不透明的信封进行分配隐藏。仅极少数的研究对参与者和/或研究者实施了盲法(1.8%和0.7%)。所有研究都没有提到对结局评价者设盲。大多数研究(93.6%)没有缺失数据,或足以造成数据失衡的缺失数据,有失访的研究,其组间失访的原因相似,因此判断为低偏倚风险。所有研究都未发表研究方案,没有足够的信息判断研究报告的结局指标是否与预设的项目相符。所有研究均在某些方面存在偏倚风险,因此使用者在解读研究结果时应谨慎。

表 5-3　随机对照试验的偏倚风险评估

偏倚风险评估条目	低风险 n(%)	不清楚 n(%)	高风险 n(%)
随机序列的产生	86(19.6%)	348(76.7%)	3(0.7%)
分配方案的隐藏	6(1.4%)	428(98.0%)	3(0.7%)
对参与者实施盲法	8(1.8%)	0(0%)	429(98.2%)
对研究者实施盲法	3(0.7%)	5(1.1%)	429(98.2%)

续表

偏倚风险评估条目	低风险 n(%)	不清楚 n(%)	高风险 n(%)
对结局评价者实施盲法	0(0%)	437(100%)	0(0%)
不完全结局数据	409(93.6%)	27(6.2%)	1(0.2%)
选择性结局报告	0(0%)	423(96.8%)	14(3.2%)

5. 疗效评价

全部四类预设的主要结局指标(见第四章)都有报告,但没有任何研究报告心血管病死率、全因住院情况和医疗费用等次要结局指标。因为这些 RCT 研究的时间普遍不长,不足以观察到病死率和病情进展事件(进入肾脏替代治疗)等终点结局,所以肾损伤标志的血和尿指标是最常报告的结果。

每个结局指标根据干预措施分组报告:

- 中药+常规治疗 vs. 常规治疗(+中药安慰剂)
- 中药+常规治疗 vs. ACEI 或 ARB+常规治疗
- 中药+常规治疗+ACEI 或 ARB vs. 常规治疗+ACEI 或 ARB(+中药安慰剂)

所有研究都是在常规治疗基础上使用中药治疗。常规治疗包括饮食和生活方式管理、血糖控制、血压控制和血脂调节等。

数据允许的情况下,方剂、疗程、基线肾功能等因素将纳入亚组分析。

全因病死率和病情进展

中药+贝那普利+常规治疗 vs. 贝那普利+常规治疗

1 项持续 3 个月的 RCT,比较了口服中药联合贝那普利和单用贝那普利的疗效差异。在研究期间没有观察到死亡事件,但联合组的肾脏生存率(进入透析视为达到终点事件)高于对照组(92.1% vs. 75.0%,Log-rank test,$\chi^2 = 4.23, P = 0.04$)(H10)。

中药+常规治疗 vs. 厄贝沙坦+常规治疗

一项在常规治疗的基础上对比口服中药和厄贝沙坦疗效的 RCT 结果显示,两组间一年的白蛋白尿进展(从微量到大量白蛋白尿)没有统计学差异(RR 0.51[0.1,2.64])(H11)。

纳入研究中没有报告其他提示疾病进展的事件(包括终末期肾脏病(ESRD)、血肌酐翻倍、(估算)肾小球滤过率(GFR 或 eGFR)下降百分率、慢性肾脏病(CKD)分期进展等)。

肾小球滤过率(GFR)和估算肾小球滤过率(eGFR)

中药+常规治疗 vs. 常规治疗

1项研究报告了中药配合常规治疗3个月能改善受试者GFR(单光子发射计算机断层成像术检测)(MD 15.8ml/min[6.5,25.12])(H12)。但是,另外8项RCT(疗程8周至6个月)合并的结果显示,两组间eGFR(Cockcroft-Gault公式估算)没有统计学差异(MD −6.99ml/min[−15.41,1.43],$I^2=$92.8%)(H13-H20)。

中药+常规治疗+ACEI/ARB vs. 常规治疗+ACEI/ARB

19个RCT(H5,H21-H38)对中药联合ACEI或ARB与单用ACEI或ARB的疗效进行了比较(疗程4周至12个月)。治疗结束后两组eGFR(Cockcroft-Gault公式估算)没有统计学差异(MD−4.07ml/min[−10.28,2.14],$I^2=$97.6%)。不同疗程的亚组结果与总体结果一致,亚组间没有差异:疗程<3个月(MD−7.03ml/min[−14.96,0.90],$I^2=98\%$),疗程≥3个月(MD 3.33ml/min[−4.22,10.88],$I^2=89\%$)。挑选随机序列产生为低风险的RCT进行敏感性分析,其结果与总体结果一致(MD−3.25ml/min[−20.38,13.89],$I^2=$96.2%)(H31,H33,H37)。

中药+常规治疗 vs. ACEI/ARB+常规治疗

3个RCT评价了中药对DKD早期GFR高于正常水平的患者的疗效。其中2个RCT比较了中药和氯沙坦的疗效差异(H39,H40)。治疗2至3个月,虽然两组间eGFR(Cockcroft-Gault公式估算)没有发现统计学差异(MD−1.35ml/min[−17.16,14.45],$I^2=93\%$),但两组的eGFR均下降到了正常范围;另外1项纳入了90名受试者的双盲双模拟安慰剂对照的RCT(H41)的结果显示,经过中药和贝那普利治疗都使eGFR(Cockcroft-Gault公式估算)降至正常,且中药组下降更多(MD−1.14ml/min[−1.58,−0.69])。

血清肌酐浓度(SCr)

中药+常规治疗 vs. 常规治疗

32项RCT合并的结果显示,中药配合常规治疗可降低SCr(MD−8.57μmol/L[−13.30,−3.85],$I^2=96.2\%$)(H13,H16,H17,H19,H42-H69)。

不同疗程（≥3 个月和<3 个月）亚组的结果与总体结果一致,亚组间没有差异。但在不同基线肾功能的亚组中,只有在 GFR≥60ml/min 的亚组中发现统计学差异,而在 GFR<60ml/min 的亚组中则没有发现统计学差异。（表 5-4）

表 5-4　口服中药+常规治疗 vs. 常规治疗:SCr(μmol/L)

总体/亚组	研究数（疗程）	受试者人数	MD[95%CI],RE	I^2%	纳入研究
总体	32 (2w~6m)	2,319	-8.57 [-13.30,-3.85]*	96.2%	H13, H16, H17, H19,H42-H69
亚组:疗程<3m	16 (2w~8w)	1,119	-2.95 [-5.63,-0.27]*	67.0%	H13, H16, H17, H19,H42-H45, H47, H49, H51, H54, H55, H57, H59,H69
亚组:疗程≥3m	19 (3m~6m)	1,200	-13.72 [-20.55,-6.90]*	96.5%	H46, H48, H50, H52, H53, H56, H58,H60-H68
亚组:基线GFR≥60	8 (2w~3m)	537	-5.95 [-10.74,-1.16]*	89.7%	H42, H43, H54, H57, H63, H68, H70,H71
亚组:基线GFR<60	2 (8w~6m)	144	-25.47 [-77.61,26.66]	99.5%	H19,H46

* 有统计学差异 CI:可信区间;MD:均数差;RE:随机效应模型;SCr:血清肌酐

中药+常规治疗+ACEI/ARB vs. 常规治疗+ACEI/ARB

共纳入了 7,501 名受试者的 100 多个 RCT,评价了在常规治疗基础上中药联合 ACEI 或 ARB 的治疗效果。meta 分析结果显示在降低 SCr 方面,联合用药优于单独使用 ACEI 或 ARB（MD-5.95μmol/L[-8.09,-3.82],I^2:92.9%）。中药联合 ACEI 和中药联合 ARB 两种组合的疗效无统计学差异。但亚组分析发现,联合用药只在基线 GFR<60ml/min 的亚组中优于单独使用 ACEI 或 ARB,在基线 GFR≥60ml/min 的亚组中没有差异（表 5-5）。结果提示,联合使用中药和 ACEI 或 ARB 可能有利于肾功能受损较重的 DKD 患者（CKD3-5 期）,但在疾病早期阶段的疗效尚不明确。

表 5-5　中药+常规治疗+ACEI/ARB vs. 常规治疗+ACEI/ARB：SCr（μmol/L）

总体/ 亚组	研究数 （疗程）	受试者 人数	MD [95%CI]， RE	$I^2\%$	纳入研究
总体	105 （2w~6m）	7501	−5.95 [−8.09， −3.82]*	92.9%	H4，H9，H11，H21，H23-H25， H27， H29-H31， H33-H35， H63，H69，H72-H160
亚组： 联合 ACEI	45 （2w~6m）	3160	−7.68 [−11.82， −3.53]*	94.9%	H4，H21，H23，H25，H27，H30， H31，H33，H35，H73，H76， H77， H79， H81， H82， H84， H86-H88， H90， H92， H98， H104， H106， H113， H115， H117， H118， H121， H127， H128， H132， H136-H139， H142， H143， H146-H148， H153，H158-H160
亚组： 联合 ARB	51 （2w~6m）	3675	−5.14 [−7.77， −2.51]*	91.3%	H9，H11，H24，H29，H34，H63， H69， H72， H75， H80， H83， H85， H89， H91， H93-H96， H97， H100， H101， H103， H105， H107-H112， H114， H119， H120， H122-H125， H130， H131， H133-H135， H140， H141， H144， H145， H149-H151，H154-H156
亚组： 疗程<3m	50 （2~8w）	3621	−5.53 [−9.15， −1.92]*	95.3%	H9，H23，H25，H29，H33，H35， H69， H72， H74， H77， H82， H84， H86， H89， H92， H98， H99， H104， H106， H109， H110， H113， H116， H120， H121， H123， H125， H128， H129， H135， H139， H141， H143， H144， H146， H148- H150，H153，H157，H159

续表

总体/亚组	研究数（疗程）	受试者人数	MD[95%CI]，RE	$I^2\%$	纳入研究
亚组：疗程≥3m	53（3~6m）	3797	−6.54[−8.98，−4.09]*	87.2%	H4,H21,H27,H30,H31,H34,H63,H73,H75,H76,H78-H81,H83,H85,H87,H88,H93-H96,H97,H100-H103,H107,H108,H111,H112,H114,H115,H117-H119,H122,H127,H130-H134,H140,H142,H145,H147,H151,H152,H154-H156,H158
亚组：基线GFR≥60	18（6w~6m）	1330	0.06[−2.37，2.48]	57.6%	H23,H23,H63,H72,H81,H88,H93,H94,H98,H108-H110,H124,H128,H133,H140,H141,H156,H158
亚组：基线GFR<60	7（12w~6m）	482	−6.98[−12.48，−1.48]*	82.9%	H85,H89,H103,H119,H131,H132,H152

* 有统计学差异 CI:可信区间;MD:均数差;RE:随机效应模型;SCr:血清肌酐;GFR:肾小球滤过率

中药+常规治疗 vs. ACEI/ARB+常规治疗

纳入了 1580 名受试者、疗程 6~24 周的 21 个 RCT 合并结果显示,治疗结束时,中药和 ACEI 或 ARB 两者在降低 SCr 方面没有统计学差异(MD −0.10 μmol/L[−2.06,1.86],I^2 = 53%)。不同疗程和基线 GFR 水平的亚组分析亦未发现统计学差异(表5-6)。

表 5-6 中药+常规治疗 vs. ACEI/ARB+常规治疗:SCr（μmol/L）

总体/亚组	研究数（疗程）	受试者人数	MD[95%CI]，RE	$I^2\%$	纳入研究
总体	21（6~24w）	1,580	−0.10[−2.06，1.86]	53%	H39,H40,H46,H63,H69,H73,H128,H140,H143,H147,H161-H163,H164,H165,H166,H167,H168-H171

总体/亚组	研究数（疗程）	受试者人数	MD [95%CI], RE	$I^2\%$	纳入研究
亚组：疗程<3m	9 （6w~2m）	630	1.38 [-2.08, 4.85]	62%	H39, H69, H128, H143, H161, H162, H164, H168, H169
亚组：疗程≥3m	12 （3~6m）	950	-1.13 [-3.33, 1.07]	39%	H40, H46, H63, H73, H140, H147, H163, H165-H167, H170, H171
亚组：基线 GFR ≥60	5 （8w~3m）	332	-0.02 [-1.99, 1.95]	0%	H63, H128, H140, H164, H166
亚组：基线 GFR <60	2 （12~24w）	251	0.78 [-2.79, 4.34]	0%	H46, H163

* 有统计学差异 CI：可信区间；MD：均数差；RE：随机效应模型；SCr：血清肌酐；GFR：肾小球滤过率

白蛋白尿和蛋白尿

中药+常规治疗 vs.（中药安慰剂+）常规治疗

安慰剂对照的研究结果显示，中药减少尿白蛋白和尿蛋白的作用尚不明确。2个安慰剂对照的 RCT 合并的结果显示，中药治疗 12 周可降低尿白蛋白排泄率（AER）（MD −52.17mg/24h [−68.34, −35.99]，$I^2 = 50.7\%$）（H172，H173）。但是，2个治疗 1-2 年的双盲安慰剂对照的 RCT 没有发现中药与安慰剂之间对白蛋白肌酐比（ACR）的作用有统计学差异（MD −30.53mg/g [−76.59, 15.53]，$I^2 = 66\%$）（H174，H175）。另外 1 个安慰剂对照的 RCT，中药治疗 3 个月后，亦没有发现尿蛋白排泄量（UPE）的改变有统计学差异（MD −18.0mg/L [−53.92, 17.92]）（H176）。

没有使用安慰剂的 RCT 的合并结果显示，使用中药可额外减少尿白蛋白和尿蛋白的排泄，相关评价指标如 AER、ACR、UPE 和尿白蛋白浓度（UAC）等均较对照组降低（表 5-7）。但是合并的数据存在高度统计学异质性。

表 5-7 中药+常规治疗 vs.（安慰剂+）常规治疗：白蛋白尿和蛋白尿

治疗措施	对照措施	结局指标（单位）	研究数（疗程）	受试者人数	MD[95%CI]，RE	$I^2\%$	纳入研究
口服中药+常规治疗	安慰剂+常规治疗	ACR（mg/g）	2（1~2y）	124	-30.53[-76.59，15.53]	66%	H174，H175
		AER（mg/24h）	2（12w）	198	-52.17[-68.34，-35.99]*	50.7%	H172，H173
		UPE（mg/L）	1（3m）	23	-18.0[-53.92，17.92]	—	H176
	常规治疗	ACR（mg/g）	3（3~6m）	212	-51.14[-81.24，-21.04]*	97.3%	H64，H68，H402
		AER（mg/24h）	32（1~6m）	2,003	-49.97[-59.31，-40.63]*	96.7%	H2，H13，H14，H17，H19，H53，H54，H59，H60，H63，H67，H70，H71，H177-H195
		AER（μg/min）	49（2w~6m）	3,280	-40.66[-53.86，-27.47]*	99.4%	H15，H18，H20，H42-H47，H49，H51，H52，H55，H56，H58，H61，H62，H66，H196-H226
		UAC（mg/L）	7（2~3m）	560	-26.13[-33.98，-18.29]*	99.7%	H44，H48，H51，H68，H199，H226-H234
		UPE（mg/24h）	14（1~4m）	907	-83.32[-117.58，-49.06]*	99.1%	H44，H48，H51，H68，H199，H226-H234

*有统计学差异 CI：可信区间；MD：均数差；RE：随机效应模型；ACR：白蛋白肌酐比；AER：白蛋白排泄率；UAC：尿白蛋白浓度；UPE：尿蛋白排泄量

中药+常规治疗+ACEI/ARB vs. 常规治疗+ACEI/ARB

247 个 RCT 研究了中药和 ACEI 或 ARB 联合使用对肾脏的保护作用。单独使用 ACEI/ARB 治疗前后 AER 的均数差是−45mg/24h 或−34.11μg/min。合并结果显示,联合治疗的疗效优于单用 ACEI 或 ARB,联合治疗可额外地减少尿白蛋白和尿蛋白,UAC、ACR 和随机或 24 小时 AER 等不同的检测指标和检测方法均得到一致的结果(表 5-8)。

表 5-8　中药+常规治疗+ACEI/ARB vs. 常规治疗+ACEI/ARB:白蛋白尿和蛋白尿

结局指标（单位）	研究数（疗程）	受试者人数	MD[95%CI], RE	$I^2\%$	纳入研究
ACR (mg/g)	16 (4~24w)	1,142	−15.43 [−18.94, −11.93]*	71.1%	H23, H31, H37, H72, H87, H98, H141, H146, H235-H242
AER (mg/24h)	83 (2w~12m)	5,666	−34.29 [−38.62, −29.97]*	95.2%	H5, H22, H24, H25, H27, H28, H32, H33, H36, H38, H63, H74, H80, H85-H89, H96, H99, H103, H106, H110, H113, H114, H116, H118, H120, H122, H126, H130, H131, H133, H144, H145, H147, H148, H152, H156, H187, H235, H238, H243-H283
AER (μg/min)	102 (2w~6m)	7,601	−24.79 [−27.24, −22.36]*	94.9%	H4, H9, H11, H21, H29, H34, H35, H73, H76-H79, H82, H84, H90, H92-H95, H97, H100, H104, H105, H107-H109, H111, H115, H119, H121, H123, H124, H129, H135-H138, H140, H143, H149-H151, H153, H154, H155, H158, H242, H284-H338
UAC (mg/L)	16 (4~16w)	1,063	−25.64 [−32.57, −18.71]*	99.7%	H75, H91, H101, H102, H117, H125, H139, H157, H159, H339-H345

结局指标（单位）	研究数（疗程）	受试者人数	MD[95%CI]，RE	I^2%	纳入研究
UPE（mg/24h）	44（4w~6m）	3,167	−47.34[−55.11，−39.58]*	96%	H7, H21, H24, H26, H29, H34, H37, H79, H81, H83, H87, H102, H110, H112, H125, H127, H132, H134, H136, H142, H149, H241, H242, H294, H298, H305, H311, H312, H316, H336-H338, H341, H344, H346-H355

* 有统计学差异　CI：可信区间；MD：均数差；RE：随机效应模型；ACR：白蛋白肌酐比；AER：白蛋白排泄率；UAC：尿白蛋白浓度；UPE：尿蛋白排泄量

中药+常规治疗 vs. ACEI/ARB+常规治疗

1 项纳入了 90 名受试者（35~70 岁）的双模拟安慰剂对照的 RCT，发现治疗 2 个月后，两组 AER 均有明显下降，且中药的疗效优于贝那普利（MD −44.55[−47.03，−42.07]）（H42）。

66 个未实施盲法的 RCT 的合并结果显示，中药减少尿白蛋白和尿蛋白的效果优于单独使用 ACEI 或 ARB（表 5-9）。AER 的敏感性分析结果与总体结果一致。数据合并后存在较高的异质性。

表 5-9　中药+常规治疗 vs. ACEI/ARB+常规治疗：白蛋白尿和蛋白尿

治疗措施	对照措施	结局指标（单位）	研究数（疗程）	受试者人数	MD[95%CI]，RE	I^2%	纳入研究
口服中药+贝那普利安慰剂	贝那普利+中药安慰剂	AER（mg/24h）	1（2m）	90	−44.55[−47.03，−42.07]*	−	H41

续表

治疗措施	对照措施	结局指标（单位）	研究数（疗程）	受试者人数	MD[95%CI]，RE	$I^2\%$	纳入研究
口服中药	ACEI或ARB	ACR(mg/g)	3(8w～3m)	196	−28.84[−36.89，−20.78]*	0%	H379,H418,H437
		AER(mg/24h)	32(4w～12m)	2,117	−24.79[−30.99，−18.59]*	92%	H3，H63，H70，H71，H147，H161，H164，H170，H180，H183，H187，H247，H253，H356，H357，H358-H360，H361，H362，H363-H365，H366，H367，H368，H369-H374
		AER(μg/min)	35(4～16w)	2,470	−18.25[−23.25，−13.26]*	96%	H39，H40，H46，H73，H140，H143，H165，H166，H168，H171，H223，H224，H288，H309，H332，H375，H376，H377-H394
		UAC(mg/L)	2(12w)	271	−26.00[−57.41，5.41]	99%	H163,H379
		UPE(mg/24h)	6(8～12w)	446	−46.68[−78.49，−14.86]*	95%	H39，H161，H169，H377，H395，H396

* 有统计学差异 CI:可信区间；MD:均数差；RE:随机效应模型；ACR:白蛋白肌酐比；AER:白蛋白排泄率；UAC:尿白蛋白浓度；UPE:尿蛋白排泄量

血压

中药+常规治疗 vs.（安慰剂+）常规治疗

少数研究关注了中药配合常规治疗的血压情况（使用 ACEI 或 ARB 以外的降压药物控制血压）。2 项安慰剂对照的 RCT 纳入了血压达标的受试者

（H185,H186），其合并结果显示，在治疗结束时两组的血压都保持在目标范围内，两组的收缩压（MD $-1.10[-5.48,3.28]$，$I^2=0$）和舒张压（MD 0.02 $[-3.72,3.76]$，$I^2=36\%$）都没有统计学差异。

5个非安慰剂对照的RCT，中药组和对照组的基线平均收缩压和舒张压分别为154.27/88.26mmHg 和 151.22/89.12mmHg。治疗结束时，两组的平均收缩压均没有达到140mmHg，且合并结果显示两组间没有统计学差异（MD -1.95mmHg$[-3.96,0.06]$，$I^2=0$）（H44,H47,H69,H223,H224）。

中药+常规治疗+ACEI/ARB vs. 常规治疗+ACEI/ARB

37个RCT对比了在常规治疗基础上口服中药联合ACEI或ARB和单用ACEI或ARB的效果。在控制血压方面，结果并不一致。在结合治疗结束时，中药组相比对照组收缩压下降（MD $-2.06[-3.09,-1.03]$，$I^2=69.9\%$），但舒张压（MD $-0.81[-1.90,0.29]$，$I^2=84.3\%$）和平均动脉压（0.88$[-1.14,2.89]$，$I^2=33.8\%$）都没有差异（H72,H76,H98,H398）。

中药+常规治疗 vs. ACEI/ARB+常规治疗

共纳入了504名受试者的8个RCT的合并结果显示，接受中药和ACEI或ARB治疗后，收缩压和舒张压都较前降低（CHM：SBP：MD -5.98 $[-10.03,-1.92]$，$I^2=70\%$；DBP：MD $-3.25[-4.70,-1.80]$，$I^2=23\%$；ACEI/ARB：SBP：MD $-10.07[-17.61,-2.52]$，$I^2=90\%$；DBP：MD -4.05 $[-7.85,-0.25]$，$I^2=76\%$）。不过ACEI或ARB在降血压方面优于中药（收缩压：MD 4.28$[0.52,8.04]$；舒张压：MD 1.12$[-0.92,3.16]$，$I^2=30\%$）。

在上述DKD研究范围内，为了观察中药对DKD患者是否对血糖和血脂有影响，所有纳入报告了血糖和血脂的RCT按以下情况归类进行meta合并：

血糖：

- 中药+降糖药 vs. 中药安慰剂+降糖药

血脂：

- 中药 vs. 中药安慰剂

- 中药 vs. 非降脂药治疗

- 中药+降脂药 vs. 降脂药

血糖

中药+降糖药 vs. 安慰剂+降糖药

4项疗程在8周至24个月的安慰剂对照的RCT,中药配合降糖药组的基线空腹血糖平均值是7.58mmol/L,安慰剂加降糖药组的基线空腹血糖平均值是7.61mmol/L。治疗结束时,两组的空腹血糖(MD −0.84[−2.39,0.71],I^2 =96.7%)(H184-H186,H423)和糖化血红蛋白(HbA1c)(MD 0.15[−0.30,0.60])(H186)均没有统计学差异。

中药+降糖药 vs. 降糖药

234个RCT共纳入了16 001名受试者,他们的基线空腹血糖平均值为8.9mmol/L,基线HbA1c平均值为8.4%。对比基线水平,中药配合降糖药和单独使用降糖药的空腹血糖和HbA1c在治疗结束时都有所下降。数据合并结果显示,口服中药作为一种辅助治疗有强化降糖效果的作用(FBG:MD −0.44[−0.51,−0.36],I^2 =88.4%;HbA1c:MD −0.44[−0.5,−0.35],I^2 =95.8%)。

在亚组分析中,在不同基线空腹血糖(≥6 and <6mmol/L)和HbA1c(≥6.5% and <6.5%)亚组中,联合用药治疗和单用降糖药治疗的血糖水平均较治疗前下降。但只有在基线空腹血糖均值≥6mmol/L和HbA1c≥6.5%的亚组中,中药才显示出加强的降糖效果。这些结果表明,在降低血糖方面,口服中药联合降糖药可能优于或至少没有差于单用降糖药。

血脂

中药 vs. 中药安慰剂

4项报告了血脂指标的安慰剂对照RCT的合并结果显示,与安慰剂相比,口服中药治疗8~12周能有效的降低总胆固醇(TC)(MD −1.32[−2.40,−0.25],I^2 =97.1%)、低密度脂蛋白(LDL)(MD −0.77[−1.50,−0.04],I^2 =96.7%)和甘油三酯(TG)(MD −0.99[−1.61,−0.37],I^2 =95.3%)(H172,H173,H175,H399)。

中药 vs. 非降脂药治疗

与非降脂治疗相比,126个RCT的合并结果同样显示了,口服中药能调节血脂水平:降低TC(MD −0.81[−0.94,−0.68],I^2 =97%)、TG(MD −0.61[−0.69,−0.52],I^2 =96.1%)和LDL(MD −0.54[−0.70,−0.38],I^2 =

92.7%)，并升高高密度脂蛋白（HDL）（MD 0.22[0.16,0.27]，I^2=95.4%）。

中药+降脂药 vs. 降脂药

33 个 RCT 合并的结果显示，在降脂药基础上加用中药可产生额外的血脂调节作用。相比单用降脂药，联合治疗结束时 TC（MD −0.58[−0.87,−0.29]，I^2=95.9%）、TG（MD −0.53[−0.77,−0.28]，I^2=96.9%）和 LDL（MD −0.45[−0.61,−0.29]，I^2=89.7%）降低，HDL 升高（MD 0.20[0.07,0.32]，I^2=91.7%）。

生存质量

只有 2 项 RCT 评估了受试者的生存质量。1 项研究在方法部分提到了使用糖尿病患者生存质量量表，但没有报告结果（H135）。另 1 个研究对比了口服中药联合缬沙坦和单用缬沙坦的疗效，发现两组的生存质量总分在治疗后都明显提高，且联合治疗的改善程度要优于单用缬沙坦（H141）。但因为该研究没有明确报告生存质量评估采用的是何测量工具，所以难以评价其结果。

6. GRADE 证据质量评价

前期，研究小组和临床专家咨询组的成员对重要的干预措施、对照措施和结局指标达成共识（方法参考第四章），并采用 GRADE 系统评价以下五类 RCT 证据的质量。

口服中药+常规治疗 vs. 常规治疗

对比口服中药配合常规治疗与常规治疗之间疗效的证据质量为"低质量"到"极低质量"（表 5-10）。结果显示中药配合常规治疗可能降低 SCr 和白蛋白尿，但尚不能确定是否能改善 eGFR。

表 5-10　口服中药+常规治疗 vs. 常规治疗结果总结表

结局指标	受试者人数（研究数）	证据质量（GRADE）	预期绝对效应	
			常规治疗	中药配合常规治疗与常规治疗的比较（95% CI）
全因病死率、疾病进展（进展至 ESRD、CKD 中晚期）			未报告	
eGFR（Cockcroft-Gaul 公式估算）平均疗程：9 周	588（8 RCTs）	⊕○○○ 极低[1,2,3]	eGFR 均值为 99.03 ml/min	均值降低 6.99ml/min [−15.41,1.43]

续表

结局指标	受试者人数（研究数）	证据质量（GRADE）	预期绝对效应	
			常规治疗	中药配合常规治疗与常规治疗的比较(95% *CI*)
SCr 平均疗程:11 周	2319 (32 RCTs)	⊕⊕○○ 低[1,2]	Scr 均值为 98.02μmol/L	均值降低 8.57μmol/L [-13.3,-3.85]
白蛋白尿 (ACR) 平均疗程:13 周	212 (3 RCTs)	⊕○○○ 极低[1,2,4]	ACR 均值为 136.3mg/g	均值降低 51.14mg/g [-81.24,-21.04]
不良事件	2488 (37 RCTs)	29 个 RCT 报告了试验期间没有发生不良事件。8 个 RCT 报告了口服中药后发生的不良事件如下:腹部不适 8 例,大便稀或大便颜色变黑 5 例,恶心 2 例,腹泻 11 例(其中 1 个研究 5 名患者能耐受,未予处理,坚持用药 1 周后症状自行消失,另 1 个研究 6 名患者因为严重腹泻退出试验);1 个研究报告了患者出现口干和口苦,另 1 个研究报告了患者发生呕吐,但具体例数没报告;1 个研究报告了对照组中出现 2 例低血糖,但治疗组未观察到不良事件。		

CI:可信区间,ESKD:终末期肾脏病,CKD:慢性肾脏病,eGFR:估计肾小球滤过率,SCr:血清肌酐,ACR:尿白蛋白肌酐比,RCTs:随机对照试验

质量判断细节:
1. 存在一定风险偏倚:随机序列产生和分组隐藏不清楚,没有对受试者和研究人员实施盲法
2. 存在较高的异质性
3. 可行区间宽,结果不精确
4. 样本量不足

纳入研究
eGFR:H13-H20;SCr:H13,H16,H17,H19,H42-H69;ACR:H64,H68,H402.
不良事件:H19,H20,H43,H47,H53,H54,H56,H59,H64,H70,H71,H178,H181-H183,H185,H190,H191,H200,H201,H204,H205,H211,H212,H215,H218,H220,H221,H230,H232,H234,H407,H413,H415,H429,H430,H435

口服中药+常规治疗 vs. 中药安慰剂+常规治疗

使用安慰剂对照来避免安慰剂效应以评价口服中药配合常规治疗的疗效的证据质量为低级别证据(表 5-11)。目前结果尚无法确定口服中药配合常规治疗在减少尿白蛋白排泄方面的疗效。其他主要结局指标没有报告。

表 5-11　口服中药+常规治疗 **vs.** 安慰剂+常规治疗结果总结表

结局指标	受试者人数（研究数）	证据质量（GRADE）	预期绝对效应	
			安慰剂	中药与安慰剂的比较（95%CI）
全因病死率、疾病进展（ESRD、CKD 中晚期）,eGFR,SCr,不良事件			未报告	
白蛋白尿(ACR)平均疗程:13.33 周	124（2 RCTs）	⊕⊕○○低[1,2,3]	均值49.36mg/g	均值降低 30.53 mg/g[-76.59,15.53]
CI:可信区间,ESKD:终末期肾脏病,CKD:慢性肾脏病,eGFR:估计肾小球滤过率,SCr:血清肌酐,ACR:尿白蛋白肌酐比,RCTs:随机对照试验				
质量判断细节: 1. 存在一定风险偏倚:随机序列产生和分组隐藏不清楚 2. 存在较高的异质性 3. 样本量不足				
纳入研究 ACR：H174,H175				

口服中药+常规治疗+ACEI/ARB vs. 常规治疗+ACEI/ARB

在常规治疗基础上口服中药联合 ACEI/ARB 的研究证据质量为低到极低级别证据（表 5-12）。结合治疗在延缓白蛋白尿进展、延缓进入 ESRD 和改善 eGFR 的作用都尚不确定。但联合使用中药与单用 ACEI 或 ARB 相比,可能可以进一步降低 SCr 和尿白蛋白的排泄（低级别证据）。

表 5-12　口服中药+常规治疗+ACEI/ARB **vs.** 常规治疗+ACEI/ARB 结果总结表

结局指标	受试者人数（研究数）	证据质量（GRADE）	相对效应（95% CI）	预期绝对效应	
				常规治疗+ACEI/ARB	中药+常规治疗+ACEI/ARB 与常规治疗+ACEI/ARB 比较
全因病死率疗程:90 天	70（1 RCT）	⊕⊕○○低[1,2]	没有死亡事件		
疾病进展至 ESRD疗程:90 天	70（1 RCT）	⊕⊕○○低[1,2]	RR 0.45[0.13,1.54]	每 1000 人有211 人发生事件	每 1000 人减少116 人[-183,114]

结局指标	受试者人数（研究数）	证据质量（GRADE）	相对效应（95% CI）	预期绝对效应	
				常规治疗+ACEI/ARB	中药+常规治疗+ACEI/ARB 与常规治疗+ACEI/ARB 比较
白蛋白尿进展（微量到大量）疗程:未报告	75（1 RCT）	⊕⊕○○低[1,2]	RR 0.51[0.10, 2.64]	每 1000 人有 105 人发生事件	每 1000 人减少 54 人[-95,173]
eGFR（Cockcroft-Gault 公式估算）平均疗程:12 周	1191（19 RCTs）	⊕○○○极低[1,3,4]	-	均值为 103.46 ml/min	均值减少 4.07ml/min[-10.28,2.14]
SCr 平均疗程:11 周	7501（105 RCTs）	⊕⊕○○低[1,4]	-	均值 92.18μmol/L	均值减少 5.95μmol/L[-8.09,-3.82]
白蛋白尿（ACR）平均疗程:10 周	1142（16 RCTs）	⊕⊕○○低[1,4]	-	均值 95.78mg/g	均值减少 15.43mg/g[-18.94,-11.93]
不良事件	7265（100 RCTs）	76 个 RCT 报告了研究期间没有发生不良事件。另外,24 个 RCT 报告的不良事件如下:干咳(中药组 10 例,对照组 22 例),眩晕(中药组 4 例,对照组 5 例),腹泻(中药组 8 例,对照组 1 例),胃肠不适(中药组 10 例,对照组 5 例),头痛(中药组 1 例,对照组 2 例),低血糖(中药组 2 例,对照组 4 例)。中药组发生的不良事件还包括消化不良(6 例),无食欲或腹胀(6 例),转氨酶异常(5 例)。对照组发生的其他不良事件还包括高血钾(1 例),口干(2 例),皮肤瘙痒或荨麻疹(2 例),心悸、头痛(1 例)。中药组和对照组的不良事件发生率分别是 6.52%和 5.89%				

CI:可信区间,ESKD:终末期肾脏病,eGFR:估计肾小球滤过率,SCr:血清肌酐,ACR:尿白蛋白肌酐比,RCTs:随机对照试验

质量判断细节:
1. 存在一定风险偏倚:随机序列产生和分组隐藏不清楚,没有对受试者和研究人员实施盲法
2. 可行区间宽,样本量不足,结果不精确
3. 可行区间宽
4. 存在较高的异质性

续表

结局指标	受试者人数（研究数）	证据质量（GRADE）	相对效应（95% CI）	预期绝对效应	
				常规治疗+ACEI/ARB	中药+常规治疗+ACEI/ARB与常规治疗+ACEI/ARB比较

纳入研究

全因死亡率：H10；进展到 ESRD：H10；eGFR：H5，H21-H38；SCr：H4，H9，H11，H21，H23-H25，H27，H29-H31，H33-H35，H63，H69，H72-H160

ACR：H23，H31，H37，H72，H87，H98，H141，H146，H235-H242

不良事件：H8，H10，H23-H25，H33，H72，H75，H81，H85-H87，H89，H90，H92-H94，H96，H102，H105，H106，H109，H117-H121，H123，H125，H127，H130，H132，H134，H135，H137，H138，H235，H249，H250，H253，H254，H256，H257，H262，H264，H270，H284，H287，H291，H292，H294，H295，H297，H299，H302，H304，H306，H308-H310，H312，H313，H316，H317，H322，H343，H346，H348，H352，H398，H404，H405，H408，H420，H424，H425，H142，H143，H146-H148，H150，H274，H275，H326，H422，H152，H154，H155，H160，H276，H277，H280，H281，H330，H333，H334，H336-H338

口服中药+常规治疗 vs. ACEI/ARB+常规治疗

中药与 ACEI 或 ARB 疗效比较的研究证据为低级别至极低级别质量（表5-13）。中药治疗减少尿白蛋白的作用优于 ACEI 或 ARB，但降低 SCr、改善eGFR 方面的作用尚不确定。

表 5-13　口服中药+常规治疗 vs. ACEI/ARB+常规治疗结果总结表

结局指标	受试者人数（研究数）	证据质量（GRADE）	预期绝对效应	
			常规治疗+ACEI/ARB	中药+常规治疗与常规治疗+ACEI/ARB比较
全因病死率、疾病进展（ESRD、CKD 中晚期）			未报告	
eGFR（Cockcroft-Gault 公式估算）平均疗程：10 周	171（2 RCTs）	⊕○○○极低[1,2,3]	均值98.51ml/min	均值降低 1.35ml/min[-17.16,14.45]
SCr 平均疗程：11 周	1580（21 RCTs）	⊕⊕○○低[1,3]	均值83.32μmol/L	均值降低 0.10μmol/L[-2.06,1.86]
白蛋白尿（ACR）平均疗程：11 周	196（3 RCTs）	⊕⊕○○低[1,4]	均值127.01mg/g	均值降低 28.84 mg/g[-36.89,-20.78]

续表

结局指标	受试者人数（研究数）	证据质量（GRADE）	预期绝对效应	
			常规治疗+ACEI/ARB	中药+常规治疗与常规治疗+ACEI/ARB 比较
不良事件	1836（27 RCTs）	14 个 RCT 报告了研究期间没有发生不良事件。13 个 RCT 报告了不良反应如下：中药组报告不良事件发生率为 6.52%，包括出现腹泻 1 例，但作者判断与不洁饮食相关；腹部不适 42 例；稀便或黑便 8 例；轻度腹泻 4 例；轻度恶心 1 例；烧心 2 例；低血糖 1 例。对照组报告不良事件发生率为 8.9%，包括出现干咳 19 例（另有个研究报告了干咳但没提及例数），且其中 2 例因此脱落；低血糖 3 例；头晕和其他低血压症状 3 例；另外还有 38 例不良事件没有提及具体内容		

CI:可信区间,ESKD:终末期肾脏病,CKD:慢性肾脏病,eGFR:估计肾小球滤过率,SCr:血清肌酐,ACR:尿白蛋白肌酐比,RCTs:随机对照试验

质量判断细节：
1. 存在一定风险偏倚：随机序列产生和分组隐藏不清楚，没有对受试者和研究人员实施盲法
2. 可行区间宽，样本量不足，结果不精确
3. 存在较高的异质性
4. 样本量不足

纳入研究
eGFR:H39,H40;SCr:H39,H40,H46,H63,H69,H73,H128,H140,H143,H147,H161-H163,H164,H165,H166,H167,H168- H171;ACR:H379,H418,H437
不良事件:H40,H70,H71,H143,H147,H162,H164,H165,H167,H169,H170,H183,H253,H309,H356,H361,H367,H371,H373,H378,H379,H382,H384,H387,H390,H391

口服中药+常规治疗+ACEI 安慰剂 vs. 中药安慰剂+常规治疗+ACEI

1 项双模拟的安慰剂对照研究提示与贝那普利相比，中药治疗可缓解高滤状态并减轻白蛋白尿，其证据质量为低级别（表 5-14）。

表 5-14 口服中药+常规治疗+ACEI 安慰剂 vs. 中药安慰剂+常规治疗+ACEI 结果总结表

结局指标	受试者人数（研究数）	证据质量（GRADE）	预期绝对效应	
			常规治疗+ACEI	中药+常规治疗与常规治疗+ACEI 的比较
eGFR(Cockcroft-Gault 公式估算)平均疗程:8 周	90（1 RCT）	⊕⊕○○低[1,2]	均值112.83ml/min	均值降低 9.99ml/min[−13.62,−6.36]

续表

结局指标	受试者人数（研究数）	证据质量（GRADE）	预期绝对效应	
			常规治疗+ACEI	中药+常规治疗与常规治疗+ACEI的比较
SCr 平均疗程:8 周	90 （1 RCT）	$\oplus\oplus\bigcirc\bigcirc$ 低[1,2]	均值 88.67μmol/L	均值降低 2.04μmol/L [-6.29, 2.21]
白蛋白尿 （AER） 平均疗程:8 周	90 （1 RCT）	$\oplus\oplus\bigcirc\bigcirc$ 低[1,2]	均值 84.72mg/24h	均值降低 44.55 mg/24h [-47.03, -42.07]
不良事件		未报告		
CI:可信区间,eGFR:估计肾小球滤过率,SCr:血清肌酐,AER:尿白蛋白排泄率,RCTs:随机对照试验				
质量判断细节: 1. 存在一定风险偏倚:随机序列产生和分组隐藏不清楚 2. 样本量不足				
纳入研究 eGFR: H41；SCr: H41；AER: H41				

7. 单方或中成药的随机对照试验证据

尽管纳入研究中评价的方剂组成相似,但并不是完全相同,因此可能导致研究间存在异质性。以上所得结果提示的是中药治疗 DKD 早期的总体疗效。本小节我们将对单方或中成药的疗效进行单独分析并总结(表5-15)。

冬虫夏草制剂

目前使用的冬虫夏草制剂主要是发酵的冬虫夏草菌粉,包括百令胶囊、金水宝胶囊和至灵胶囊等。

对由 2 型糖尿病引起的 DKD 患者进行 4~8 周的治疗,与常规治疗相比,冬虫夏草制剂配合常规治疗可降低 SCr,但白蛋白尿情况无差异(证据质量:低)。

与单用 ACEI 或 ARB 相比,冬虫夏草制剂联合 ACEI 或 ARB 治疗可进一步减少白蛋白尿(ACR);但疗程小于 3 个月时,在改善 eGFR(Cockcroft-Gault 公式估算)和降低 SCr 方面没有发现额外获益,不过随着治疗时间延长(≥3 个月)可见 SCr 下降(证据质量:低至极低)。同时,冬虫夏草制剂可降低血脂水平(TC、TC 和 LDL 均下降),但血糖和血压没有差异(证据质量:未分级)。

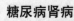

补阳还五汤

补阳还五汤是由黄芪、当归、赤芍、地龙、川芎、红花和桃仁组成。

与常规治疗相比,补阳还五汤配合常规治疗4周至3个月可能可减少尿白蛋白(AER)(证据质量:极低)。

补阳还五汤联合ACEI治疗4~12周,可比单用ACEI进一步减少尿白蛋白(AER)(证据质量:低)。

金匮肾气丸

金匮肾气丸由地黄、山茱萸、山药、茯苓、牡丹皮、泽泻、桂枝和附子组成。

有限的研究结果显示,相比与单用ACEI或ARB,金匮肾气丸联合ACEI或ARB治疗在减少白蛋白尿方面没有发现额外获益(证据质量:极低)。

六味地黄丸

六味地黄丸由金匮肾气丸去桂枝和附子两味药物衍化而成。目前临床证据尚不能得到六味地黄丸可减少尿白蛋白的确切结论(证据质量:极低)。

与ACEI或ARB相比,2个RCT的结果显示,使用六味地黄丸治疗4~12周后可见尿白蛋白(AER)下降。但是,另外2个RCT结果显示,六味地黄丸联合ACEI或ARB与单用ACEI或ARB在降低尿白蛋白的作用方面没有发现统计学差异。

参芪地黄汤

参芪地黄汤由人参(党参)、黄芪、地黄、山茱萸、山药、牡丹皮、生姜和大枣组成。

与ACEI或ARB相比,单个RCT的证据发现参芪地黄汤联合ACEI或ARB可降低SCr和进一步减少尿白蛋白水平(AER和UAC)(证据质量:低),还能进一步降低血糖(HbA1c下降)和血脂(TC和TG下降),但未见额外的降压作用(证据级别:未分级)。

尿毒清颗粒

尿毒清颗粒包含了大黄、黄芪、桑白皮、苦参、白术、何首乌、白芍、丹参和车前草。

与常规治疗相比,使用尿毒清颗粒治疗3~6个月可能可降低SCr和尿白蛋白水平(证据质量:低至极低)。

肾炎康复片

肾炎康复片包含了西洋参、人参、地黄、杜仲、山药、白花蛇舌草、土茯苓、益母草、丹参、泽泻、白茅根、桔梗和黑豆。

与常规治疗相比,肾炎康复片可降低尿白蛋白(AER);与ARB相比,两者在降尿白蛋白方面无统计学差异(证据质量:低)。

黄葵胶囊

黄葵胶囊主要由黄蜀葵花制成。

黄葵胶囊配合常规治疗8~12周,在减少尿白蛋白(AER)方面可能优于常规治疗(证据质量:极低)。

在ARB的基础上加用黄葵胶囊治疗6~16周,比单用ARB可进一步减少尿蛋白(UPE)和尿白蛋白(AER),但两组在eGFR和SCr两指标上没有统计学差异(证据质量:低至极低)。

芪参益气滴丸

芪参益气滴丸主要含黄芪、丹参、三七和降香油。

芪参益气滴丸联合ARB治疗8~12周,比单用ARB可进一步减少尿白蛋白(AER),但经治疗后两组SCr没有统计学差异(证据质量:低)。

丹蛭降糖胶囊

丹蛭降糖胶囊主要由牡丹皮、水蛭、地黄、泽泻、太子参和菟丝子等。

丹蛭降糖胶囊联合ACEI或ARB治疗8周,比单用ACEI或ARB可进一步减少尿白蛋白(AER)(证据质量:低)。

通心络胶囊

通心络胶囊由人参、水蛭、全蝎、赤芍、蝉蜕、土鳖虫、蜈蚣、檀香、降香、酸枣仁和冰片组成。

通心络胶囊联合ACEI或ARB治疗8至24周,比单用ACEI或ARB可能可进一步减少尿白蛋白(AER),但两组SCr无统计学差异(证据质量:低至极低)。

复方血栓通胶囊

复方血栓通胶囊主要由三七、黄芪、丹参和玄参等组成。

与单用ACEI或ARB相比,复方血栓通胶囊联合ACEI或ARB治疗3~6个月,可进一步降低SCr,但血糖、血压和血脂均未发现统计学差异(证据质量:低)。单个RCT的证据显示,上述结合治疗可能减少尿蛋白(UPE)和尿白蛋白水平(ACR、AER、UAC)(证据质量:极低)。

糖尿病肾病

表 5-15　单方或中成药的结果总结

干预措施	对照措施	研究数（疗程）	受试者人数	结局指标（单位）	效应量 MD［95%CI］	I^2	GRADE证据质量	纳入研究
冬虫夏草制剂+常规治疗	常规治疗	2（4～8w）	140	SCr（μmol/L）	-9.20 [-14.14, -4.25]*	0%	低[1,2]	H42,H69
		1（4w）	80	AER（mg/24h）	-1.60 [-8.67, 5.47]	—	低[1,2]	H42
冬虫夏草制剂+常规治疗+ACEI/ARB	常规治疗+ACEI/ARB	4（4w～12m）	304	eGFR（mL/min）	-6.88 [-18.67, 4.91]	79.4%	极低[1,2,3]	H24,H28,H36,H37
		14（4w～6m）	1,040	SCr（μmol/L）	-3.68 [-8.14, 0.79]	81.8%	低[1,3]	H24, H69, H75, H80, H83,H96,H100,H105, H112, H114, H118, H119,H145,H149
		3（6～12w）	208	ACR（mg/g）	-16.46 [-24.84, -8.07]*	47.6%	低[1,2]	H37,H240,H241
补阳还五汤（加减）+常规治疗	常规治疗	3（4～12w）	188	AER（μg/min）	-69.38 [-137.84, -0.92]*	99.6%	极低[1,2,3]	H44,H211,H214
补阳还五汤（加减）+常规治疗+ACEI	常规治疗+ACEI	2（4～12w）	144	AER（mg/24h）	-12.90 [-18.86, -6.93]*	0%	低[1,2]	H88,H255
六味地黄丸（加减）+常规治疗	常规治疗+ACEI/ARB	2（12w）	128	AER（μg/min）	-32.99 [-52.51, -13.47]*	75%	极低[1,2,3]	H376,H389

78

续表

干预措施	对照措施	研究数（疗程）	受试者人数	结局指标（单位）	效应量 MD[95%CI]	I^2	GRADE证据质量	纳入研究
六味地黄丸（加减）+常规治疗+ACEI	常规治疗+ACEI	2 (8w)	180	AER (mg/24h)	-32.12 [-64.58, 0.35]	96%	极低[1,2,3]	H305, H336
金匮肾气丸+常规治疗+ACEI	常规治疗+ACEI	1 (2m)	60	SCr (μmol/L)	-11.70 [-17.95, -5.45]*	-	低[1,2]	H104
参芪地黄汤（加味）+常规治疗+ACEI/ARB	常规治疗+ACEI/ARB	2 (1~2m)	130	AER (μg/min)	-27.02 [-55.51, 1.48]	96.0%	极低[1,2,3]	H105, H327
		1 (8w)	98	SCr (μmol/L)	-3.10 [-4.25, -1.95]*	-	低[1,2]	H91
			68	AER (mg/24h)	-26.37 [-49.10, -3.64]*	-	低[1,2]	H246
尿毒清颗粒+常规治疗	常规治疗	2 (3m)	146	SCr (μmol/L)	-7.40 [-10.75, -4.04]*	0.0%	低[1,2]	H52, H56
		3 (3~6m)	226	AER (μg/min)	-56.36 [-84.57, -28.16]*	87.5%	极低[1,2,3]	H18, H52, H56
肾炎康复片+常规治疗	常规治疗	2 (12w)	104	AER (mg/24h)	-34.45 [-43.06, -25.85]*	0%	低[1,2]	H70, H71

续表

干预措施	对照措施	研究数（疗程）	受试者人数	结局指标（单位）	效应量 MD[95%CI]	I^2	GRADE证据质量	纳入研究
肾炎康复片+常规治疗	常规治疗+ARB	2（12w）	105	AER（mg/24h）	−8.23 [−17.96,1.49]	23%	低[1,2]	H70,H71
黄葵胶囊+常规治疗	常规治疗	2（8～12w）	152	AER（μg/min）	−33.05 [−47.77,−18.33]*	78.5%	极低[1,2,3]	H51,H219
黄葵胶囊+常规治疗+ARB	常规治疗+ARB	1（16w）	65	eGFR（mL/min）	0.30 [−11.94,12.54]	—	低[1,2]	H34
		2（6～16w）	160	SCr（μmol/L）	−0.76 [−5.11,3.60]	0.0%	低[1,2]	H34,H109
		2（6～16w）	160	AER（μg/min）	−16.82 [−38.28,4.64]	96.0%	极低[1,2,3]	H34,H109
芪参益气滴丸+常规治疗+ACEI	常规治疗+ACEI	1（12w）	60	SCr（μmol/L）	−1.61 [−12.08,8.86]	—	低[1,2]	H4
		2（8～12w）	122	AER（μg/min）	−41.83 [−56.27,−27.40]*	44.9%	低[1,2]	H4,H288
丹蛭降糖胶囊+常规治疗+ACEI/ARB	常规治疗+ACEI/ARB	2（8w）	129	AER（μg/min）	−26.50 [−30.30,−22.71]*	24.6%	低[1,2]	H291,H310

续表

干预措施	对照措施	研究数（疗程）	受试者人数	结局指标（单位）	效应量 MD[95%CI]	I^2	GRADE证据质量	纳入研究
通心络胶囊+常规治疗+ACEI/ARB	常规治疗+ACEI/ARB	3（8~24w）	206	SCr（μmol/L）	-2.84 [-7.19,1.50]	38.3%	低[1,2]	H21,H124,H133
		3（8~24w）	174	AER（μg/min）	-22.62 [-42.43,-2.81]*	85.8%	极低[1,2,3]	H21,H124,H296
复方血栓通胶囊+常规治疗+ACEI/ARB	常规治疗+ACEI/ARB	2（3~6m）	138	SCr（μmol/L）	-17.14 [-29.78,-4.49]*	86.6%	极低[1,2,3]	H117,H134
		1（6m）	120	ACR（mg/g）	-22.88 [-34.86,-10.90]*	-	低[1,2]	H239

注：仅对有两个或两个以上 RCT 评价的单方或中成药进行分析和总结

MD：均数差，CI：可信区间，ACEI：血管紧张素转换酶抑制剂，ARB：血管紧张素 II 受体阻滞剂，eGFR：估计肾小球滤过率，SCr：血清肌酐，AER：尿白蛋白排泄率，ACR：尿白蛋白肌酐比

eGFR 使用 Cockcroft-Gault 公式估算

* 有统计学差异

证据质量判断细节：

1. 存在一定风险偏倚：随机序列产生和分组隐藏不清楚，没有对受试者和研究人员实施盲法。
2. 样本量不足，结果不精确。
3. 存在较高的异质性。

8. 阳性结果 Meta 分析研究中常用的口服中药

为了寻找治疗早期 DKD 潜在有效的中药,我们尝试对阳性结果(即提示中药治疗 DKD 有效)的 Meta 分析所纳入的研究中涉及的中药进行频数分析。按肾功能(GFR 或 eGFR 和 SCr)、白蛋白尿和蛋白尿等三类不同结局指标分别进行频数统计,以期探索上述中药在肾脏保护作用方面是否具有特定的治疗指向和功能定位,总结见表 5-16。

表 5-16 阳性结果 Meta 分析中常用口服中药

结局类型	Meta 分析个数	纳入研究数	中药名称	科学名称	使用的研究数
肾功能 (eGFR、SCr)	4	139	黄芪	*Astragalus membranaceus*(Fisch.)Bge.	78
			丹参	*Salvia miltiorrhiza* Bge.	56
			(熟)地黄	*Rehmannia glutinosa* Libosch.	52
			山药	*Dioscorea opposita* Thunb.	39
			川芎	*Ligusticum chuanxiong* Hort.	34
			茯苓	*Poria cocos*(Schw.)Wolf	34
			山茱萸	*Cornus officinalis* Sieb. et Zucc.	31
			当归	*Angelica sinensis*(Oliv.)Diels	28
			大黄	*Rheum palmatum* L.;*Rheum tanguticum* Maxim. ex Balf.;*Rheum officinale* Baill.	26
			泽泻	*Alisma orientalis*(Sam.)Juzep.;*Alisma plantago-aquatica* L.	26
白蛋白尿	17	386	黄芪	*Astragalus membranaceus*(Fisch.)Bge.	240
			丹参	*Salvia miltiorrhiza* Bge.	166
			(熟)地黄	*Rehmannia glutinosa* Libosch.	153
			山药	*Dioscorea opposita* Thunb.	121
			山茱萸	*Cornus officinalis* Sieb. et Zucc.	116
			茯苓	*Poria cocos*(Schw.)Wolf	95

续表

结局类型	Meta分析个数	纳入研究数	中药名称	科学名称	使用的研究数
			川芎	*Ligusticum chuanxiong* Hort.	80
			大黄	*Rheum palmatum* L.；*Rheum tanguticum* Maxim. ex Balf.；*Rheum officinale* Baill.	74
			当归	*Angelica sinensis*（Oliv.）Diels	72
			泽泻	*Alisma orientalis*（Sam.）Juzep.；*Alisma plantago-aquatica* L.	63
蛋白尿	4	65	黄芪	*Astragalus membranaceus*（Fisch.）Bge.	41
			丹参	*Salvia miltiorrhiza* Bge.	28
			（熟）地黄	*Rehmannia glutinosa* Libosch.	27
			山药	*Dioscorea opposita* Thunb.	24
			山茱萸	*Cornus officinalis* Sieb. et Zucc.	21
			茯苓	*Poria cocos*（Schw.）Wolf	15
			泽泻	*Alisma orientalis*（Sam.）Juzep.；*Alisma plantago-aquatica* L.	14
			川芎	*Ligusticum chuanxiong* Hort.	13
			大黄	*Rheum palmatum* L.；*Rheum tanguticum* Maxim. ex Balf.；*Rheum officinale* Baill.	13
			当归	*Angelica sinensis*（Oliv.）Diels	11

肾功能的 meta 分析结果参考表 5-4 和 5-5;白蛋白尿和蛋白尿的 meta 分析结果参考表 5-7、5-8 和 5-9。

　　由表中可见,除了排序略有不同之外,中药治疗改善这三类不同的结局指标的常用药物并无差异。其中,黄芪、丹参、地黄和山药是最常使用的药物。

（二）口服中药的非随机对照试验

1. 研究基本特征

　　共纳入 3 个评价中药对早期 DKD 患者疗效的 CCT（H438-H440）。这些对照试验没有对受试者进行随机分配。3 个研究共纳入 246 名受试者,都是在中国进行的。其中,2 个研究(H438,H439)只纳入了 2 型糖尿病所致的 DKD 患者,另 1 个研究(H440)没有明确指出受试者的糖尿病类型。所有纳入的受试者平均年龄为 57.0 岁(33~81 岁)。疗程较短,从 6 周至 3 个月不等。

三个 CCT 都在 ACEI/ARB 的基础上(2 个使用 ACEI,1 个使用 ARB)使用口服中药作为辅助治疗措施。三个 CCT 使用的中药方剂包括了参芪降糖颗粒、银杏叶片和益肾汤。常用的中药主要是地黄(3 次)、黄芪(2 次)和五味子(2 次)。

2. 疗效评价

2 个研究合并的结果显示,常规治疗基础上,中药联合 ACEI 与单独使用 ACEI 相比,对 SCr 的作用无统计学差异(MD -0.67μmol/L[$-6.40,5.06$],$I^2=0\%$)(H438,H440),不过 meta 分析和另一研究的结果均显示了中药联合 ACEI/ARB 更好地减少尿白蛋白和尿蛋白(表 5-17)。

表 5-17　口服中药+ACEI/ARB+常规治疗 vs. ACEI/ARB+常规治疗(CCT)

结局指标 (单位)	研究数	受试者 人数	效应量 MD[95% *CI*]	$I^2\%$	纳入研究
eGFR(ml/min)	1	86	1.80[$-1.41,5.01$]	－	H439
SCr(umol/L)	2	160	-0.67[$-6.40,5.06$]	0%	H438,H440
AER(μg/min)	2	206	-20.56[$-32.96,-8.16$]*	48%	H439,H440
AER(mg/24h)	1	40	-43.82[$-75.17,-12.47$]*	－	H438
UPE(g/24h)	1	86	-0.04[$-0.06,-0.02$]*	－	H439
FBG(mmol/L)	3	246	-0.17[$-0.52,0.18$]	0%	H438- H440
HbA1c(%)	1	40	-0.01[$-0.19,0.17$]	－	H438
TC(mmol/L)	1	40	0.04[$-0.57,0.65$]	－	H438
TG(mmol/L)	1	40	-0.02[$-0.18,0.14$]	－	H438

* 有统计学意义;eGFR 通过 Cockcroft-Gault 公式计算

(三) 口服中药的无对照研究

共检索并纳入 24 项无对照研究(H441-H464),其中包括 3 项病例报告和 21 项病例系列报告。总共纳入 1174 名 DKD 患者,其中 861 名受试者的原发病是 2 型糖尿病。有 8 个研究给出了中医证型,最常见的证型包括气阴两虚兼血瘀和脾肾两虚。

除了 5 个研究采用了中成药(H443,H447,H448,H457,H458),大部分研究采用自拟方。8 个研究(H447,H448,H451,H453,H454,H458-H460)在常规疗法和 ACEI/ARB 的基础上加用口服中药,而另外 16 个研究则没有使用 ACEI/ARB。治疗疗程从 4 周到 6 个月不等,平均周期为 2 个月。

24 个研究中共包含 23 个不同的方剂。其中,通心络胶囊(人参、水蛭、蜈蚣、土鳖虫、全蝎和赤芍)有 2 个研究报告(H447,H448),功擅活血。使用频数超过 10 次的常用中药包括地黄、黄芪和山茱萸(表 5-18)。常用的中药属于补益药、活血药、祛湿药、清热药和收涩药。

表 5-18 无对照研究中常用的口服中药

中药名称	科学名称	使用频率
地黄	*Rehmannia glutinosa* Libosch.	17
黄芪	*Astragalus membranaceus*(Fisch.)Bge.	15
山茱萸	*Cornus officinalis* Sieb. et Zucc.	11
丹参	*Salvia miltiorrhiza* Bge.	9
枸杞子	*Lycium barbarum* L.	9
山药	*Dioscorea opposita* Thunb.	8
赤芍	*Paeonia lactiflora* Pall.	6
川芎	*Ligusticum chuanxiong* Hort.	6
茯苓	*Poria cocos*(Schw.)Wolf	6
白术	*Atractylodes macrocephala* Koidz.	5
当归	*Angelica sinensis*(Oliv.)Diels	5
麦冬	*Ophiopogon japonicus* Ker.-Gawl.	5
太子参	*Pseudostellaria heterophylla*(Miq.)Pax ex Pax et Hoffm.	5
玄参	*Scrophularia ningpoensis* Hemsl.	5
黄连	*Coptis chinensis* Franch.	4
牛膝	*Achyranthes bidentata* Bl.	4
天花粉	*Tirchosanthes kirilowii* Maxim.	4
五味子	*Schisandra chinensis*(Turcz.)Baill.	4
续断	*Dipsacus asper* Wall.	4
泽泻	*Alisma orientalis*(Sam.)Juzep.	4

四、中药口服联合中药灌肠的临床研究证据

中药口服联合灌肠的随机对照试验

1. 研究基础特征

只有 1 项 RCT 评价了中药口服联合灌肠治疗早期 DKD 的临床疗效（H1）。研究纳入了 80 名年龄在 44～73 岁、肾功能轻度受损（SCr 均值 134μmol/L）的气阴两虚兼血瘀的受试者。所有受试者都接受常规治疗（包括饮食和运动教育、血糖和血脂调控）和雷米普利治疗。中药组的受试者同时接受益气活血汤一日 2 次口服和中药保留灌肠每天 1 次，保留 30 分钟。疗程为 3 个月。益气活血汤包括黄芪、丹参、玄参、黄精、地黄、山茱萸、麦冬、当归、枸杞子、赤芍和五味子。灌肠方剂包括大黄、牡蛎、附子、丹参、槐花、泽泻和黄芩。

2. 偏倚风险

该研究仅提及"随机分组"，但并没有描述随机序列产生和随机隐藏的方法。研究没有对受试者和研究人员设置盲法。数据完整，没有脱落病历，没有缺失数据。因为无法获得研究方案书，选择性结局报告的偏倚风险不确定。总体上，该研究方法学质量比较低。

3. 疗效评价

结果显示联合治疗可进一步降低 SCr（MD −10.99μmol/L［−16.85，−5.13］）和 AER（MD −23.29μg/min［−39.27，−7.31］）。两组治疗后的空腹血糖都比治疗前降低，但两组间无统计学差异（MD −0.25mmol/L［−0.58，0.08］。联合治疗对血脂的调控作用不明确：TC（MD −0.65mmol/L［−1.59，0.29］），TG（MD −0.60mmol/L［−1.15，−0.05］），LDL（MD −0.84mmol/L［−1.22，−0.46］），HDL（0.17mmol/L［0.01，0.33］）。

研究没有报告研究期间是否发生不良事件。因此中药口服联合灌肠治疗的安全性无法评价。

五、中药治疗对糖尿病肾病患者的安全性

纳入的 464 个临床研究中(包括 RCT、CCT 和无对照研究),165 个研究(36%,包括 11,716 名受试者)报告了安全性结局。这其中,大部分的研究报告在试验期间没有发生不良事件。有 44 个研究(包括 3194 名受试者)总共报告了 166 例不良事件。另外有 6 个研究仅报告具体的不良事件,但没有报告例数。服用中药后发生的不良事件有 88 例。RCT 研究中,中药组发生不良事件 81 例,对照组 74 例(表 5-19)。中药常见的不良事件主要是消化系统的功能紊乱,如腹泻、稀便、无食欲和上腹部不适等。其中,7 例因为服用中药后出现无法耐受的腹泻退出了试验。与对照组相比,联合使用中药组,出现因 ACEI 导致干咳的例数较少。

表 5-19　随机对照试验中发生的不良事件

不良事件	中药组(例数)	对照组(例数)
消化功能紊乱	61	6
干咳	10	39
低血糖	3	8
低血压	0	4
高血钾	0	2
眩晕或头痛	6	12
转氨酶升高	1	0
皮肤瘙痒或荨麻疹	0	2
口干	0	1
总数	81	74

在无对照研究中,包含 572 个受试者的 9 个研究报告了安全性结局的信息。其中,6 个研究报告在研究期间没有发生不良事件。另外 3 个研究共报告了 5 例上腹部不适和 2 例干咳。将中药的服用时间改为餐后服用,上腹部不适症状消失。使用氯沙坦代替卡托普利,干咳消失。没有受试者因为不良事件退出研究。

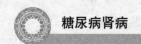

六、中药疗法的临床研究证据总结

中医临床实践中广泛应用中药治疗 DKD。通过全面的综合检索，发现了五千多篇相关的临床研究，且最终纳入了 464 个评价中药对早期 DKD 疗效的临床试验。所有纳入的研究都在西医实践指南推荐的常规治疗基础上使用中药。除了 1 个研究中药口服联合灌肠以外，其他都是口服给药。这些研究的疗程长短不一，中药治疗时间从 2 周到 2 年不等。

(一) 早期糖尿病肾病中医证型总结

185 个研究(40%)提到了中医辨证的信息。证候名标化后，发现气虚、阴虚或气阴两虚兼血瘀是最常见的证候类型。这个与临床研究中最常用中药的治疗作用相一致。在全部纳入的研究中(无论是否报告中医证型)，使用频次最高的三味中药是黄芪、地黄和丹参，它们分别是补气、养阴、活血的要药。由此推论，气虚、阴虚或气阴两虚兼血瘀可能是早期 DKD 患者的核心证型。

(二) 中药总体证据总结

大多数研究通过测量 GFR(或 eGFR)、SCr、尿白蛋白或尿蛋白排泄以及其他糖尿病或肾损伤相关的实验室指标来评价中药的疗效。中药治疗早期 DKD 患者的总体疗效总结如下：

- 目前证据尚未能明确，口服中药联合 ACEI 或 ARB 是否能减少病死率和进展为 ESRD(定义为进入透析)。

- 目前证据尚未能明确口服中药短期内能否改善 GFR。

- 目前证据也尚未能明确，口服中药配合常规治疗是否能减少尿白蛋白和尿蛋白的排泄。但是证据显示，常规治疗基础上，口服中药联合 ACEI 或 ARB 类药物时，与 ACEI 或 ARB 类药物相比，中药可进一步减少尿白蛋白和尿蛋白的排泄。

- 证据显示，常规治疗基础上口服中药，无论联合 ACEI 或 ARB 与否，都可以降低 SCr 水平。常规治疗基础上口服中药时，可降低肾功能轻度受损 DKD 患者(eGFR>60ml/min)的 SCr，且呈现随疗程增长而疗效增强的趋势。当中药联合 ACEI 或 ARB 时，可降低肾功能中度受损 DKD 患者(eGFR ≤

60ml/min）的 SCr。

- 中药、中药联合 ACEI 或 ARB 类降压药以及 ACEI 或 ARB 类药物单独使用均可降低血压；ACEI 或 ARB 类药物降压效果优于中药；中药联合降压药物与单用降压药物相比无差异。
- 中药联合降糖药物与单独使用降糖药物对早期 DKD 患者的降糖效果无统计学差异。
- 中药单独以及联合降脂药物对早期 DKD 患者均显示出调节血脂的作用。

（三）常用方药总结

第二章列举的中医临床实践指南和教科书中推荐的中药方剂主要是基于专家共识。在本章中，我们找到了评价这些推荐方剂疗效和安全性的临床研究证据。

从纳入研究中确定了 364 条不同的方剂，超过两百味中药。涉及的中药剂型包括汤剂、颗粒剂、胶囊、片剂或丸剂。一些单味中药、固定组成的方剂或特殊活性成分已经被开发为上市中成药，例如最常用的单味中药冬虫夏草。尽管研究中尚涉及有一些无名方和自拟方，但通过方剂组成分析可以发现六味地黄丸是其核心，该类方剂多数基于六味地黄丸的组成加减化裁而成。

冬虫夏草制剂是由发酵的冬虫夏草菌丝提取而成的，是 DKD 临床研究中最常用的中药治疗措施。29 个 RCT 研究了冬虫夏草制剂对早期 DKD 患者的辅佐治疗作用。当冬虫夏草制剂联合西药使用时，能额外地降低 SCr 浓度和减少尿白蛋白排泄，但其证据质量低。指南中提到的另一个有确定临床证据的中成药是黄葵胶囊。4 个 RCT 和 1 个病例报告使用黄葵胶囊作为中药干预措施。黄葵胶囊对尿蛋白和尿白蛋白都有减轻作用，不过同样的，支持黄葵胶囊有效性的证据质量低。

教科书及中医指南中多次重复提到了金匮肾气丸和参芪地黄汤。2 个 RCT 的合并结果显示，金匮肾气丸联合 ACEI 在降低尿白蛋白的作用上并没有优于单用 ACEI。单个 RCT 的结果显示，在常规治疗的基础上，参芪地黄汤联合 ACEI 或 ARB，降低 SCr 和尿白蛋白的作用优于单独使用 ACEI 或 ARB。

六味地黄丸是唯一有与 ACEI 或 ARB 头对头比较的临床证据的方剂，结果表明六味地黄丸在降低尿白蛋白排泄率方面比 ACEI 或 ARB 显示出更好的效果。

另外补阳还五汤加减、尿毒清颗粒和肾炎康复片等作为辅助治疗措施都有降低尿白蛋白的作用。与 ACEI 或 ARB 类药物联合使用时，补阳还五汤加减、芪参益气滴丸、丹蛭降糖胶囊、通心络胶囊和复方血栓通胶囊等均能加强 ACEI 或 ARB 的降尿白蛋白作用，复方血栓通胶囊还能降低 SCr 水平。

（四）中药治疗安全性

未发现口服中药导致严重的不良事件，但是口服中药可能导致不同程度的胃肠道功能紊乱与不适。接受中药治疗的 DKD 患者如果出现严重的腹泻和/或呕吐，要注意监测体内水、电解质的情况。另外，中药可减少 ACEI 诱发干咳的发生率。

不过，这些临床证据具有以下局限性。大多数原始研究未实施盲法，且没有充分报告随机和分配的情况，存在选择性偏倚和报告偏倚。由于大部分原始研究使用的方剂是自拟方，所以大部分 meta 分析仅能对中药的总体疗效进行分析，中药的治疗细节如方药组成、药物剂量和疗程等在每个研究中都有所相同，所以不可避免的导致这些 meta 分析存在一定的异质性。此外，目前的证据主要聚焦在短期的替代结局指标，这些 meta 分析中显示中药在短期内对 SCr、白蛋白尿和其他替代结局指标的改善是否能使患者获得长期获益仍然不能确定。同时，中药对临床重要结局和患者报告结局指标的长期获益尚不清楚。

参 考 文 献

1. Liu X, Liu L, Chen P, et al. Clinical trials of traditional Chinese medicine in the treatment of diabetic nephropathy-a systematic review based on a subgroup analysis. J ethnopharmacol, 2014, 151(2): 810-819.

2. 冯新格, 曾艺鹏, 郭亚芳. 中西医结合治疗早期糖尿病肾病的荟萃分析. 河南中医, 2013, 33(B10): 129-130.

3. 张颖. 中西医结合治疗早期糖尿病肾病的系统评价. 沈阳: 辽宁中医药大学, 2013.

4. 李绍钦. 中医络病理论与早期糖尿病肾病的相关研究. 广州: 广州中医药大学, 2009.

5. 谢豪杰, 严美花, 张乐, 等. 益气养阴活血法联合 ACEI 或 ARB 类药物治疗早期 2 型糖尿病肾病的系统评价．中华中医药学刊,2011,29(10):2233-2236.

6. Higgins J, Green S. Cochrane Handbook for Systematic Reviews of Interventions Version 5. 1. 0 (The Cochrane Collaboration), 2011 update. 〔Retrieved from http://www.cochrane-Handbook.org〕

第五章纳入的临床研究

研究编码	文献
H1	陈茜,龚英．益气养阴活血汤加灌肠治疗早期糖肾病疗效观察．辽宁中医杂志,2007,34(8):1072-1073.
H2	颜秀芸．清热利湿通络法治疗早期糖尿病肾病的临床研究．南京:南京中医药大学,2012.
H3	高俊杰,杨洪庆,汪芳丽,等．归芪升降散治疗2型糖尿病早期糖尿病肾病疗效观察．河北中医药学报,2013,28(3):22-23.
H4	蒋文高,洪兵．芪参益气滴丸联合替米沙坦治疗糖尿病早期肾病的效果观察及对血清SSA,IL-6及TNF-α水平的影响．中成药,2014,36(9):1822-1826.
H5	李宇丹,丁志胜．中西医结合治疗早期糖尿病肾病的近期疗效观察．中国中西医结合肾病杂志,2009,10(12):1098-1099.
H6	申志祥,孙世竹,蒋娟娟,等．中西药合用治疗早期糖尿病肾病62例临床观察．江苏中医药,2014,46(6):43-44.
H7	严健如,谢志芬．中药联合卡托普利治疗早期糖尿病肾病的临床观察．中医药导报,2010,16(3):29-30.
H8	雷秋娥．中西医结合治疗早期糖尿病肾病62例的临床观察．中外健康文摘·医药月刊,2007,4(12):218-219.
H9	刘国祥．中医辨证结合氯沙坦方案治疗糖尿病肾病的疗效及对肾功能和血脂代谢的影响．中国医药指南,2014,12(23):275-276.
H10	苏勇,刘绛,苏月南．贝那普利合用益肾固精活血中药保护糖尿病肾病Ⅲ期患者残存肾功能的临床研究．国际医药卫生导报,2012,18(9):1248-1250.
H11	王凤丽,陈志强,王月华,等．益气养阴消癥通络方治疗早期糖尿病肾病临床观察．中国中西医结合杂志,2012,32(1):35-37.

续表

研究编码	文献
H12	项晓骏. 益气养阴活血法治疗糖尿病肾病的临床疗效分析. 中外医疗, 2010,(6):76.
H13	陈雪兰,丘余良,阮诗玮. 益肾降浊冲剂对脾肾气虚型糖尿病肾病Ⅲ期患者尿微量白蛋白的影响. 中国中西医结合肾病杂志,2011,12(12):1066-1068.
H14	戴晓霞. 益气化瘀法治疗早期糖尿病肾病的临床观察. 中医药学报,2001, 29(2):15.
H15	吕勇,赵莉,任克军. 雷氏丹参片对糖尿病肾病肾损害实验指标影响的临床研究. 中成药,2007,29(3):335-337.
H16	马绍杰,吕永恒,陈冬,等. 金芪降糖片对早期糖尿病肾病肾脏的保护作用. 四川中医,2004,(9):39-40.
H17	王光明,王志高. 益气养阴,活血通络法治疗早期糖尿病肾病63例. 甘肃中医,2009,(6):24-26.
H18	阳慧林. 尿毒清颗粒治疗早期糖尿病肾病的疗效观察. 右江医学,2009,37 (2):142-143.
H19	杨嘉陵,钱妍. 降糖保肾汤对早期糖尿病肾病干预的临床研究. 重庆医学, 2015,44(7):973-975.
H20	赵红心,孙文森. 当归补血汤加味治疗早期糖尿病肾病疗效研究. 河北中医药学报,2014,29(2):22-23.
H21	陈翠萍,冯其斌. 蒙诺联合通心络胶囊治疗早期糖尿病肾病31例疗效观察. 新中医,2008,40(5):27-28.
H22	邱阜生,杨燕,杨茜,等. 糖肾清Ⅰ号治疗糖尿病肾病临床研究. 天津中医药,2003,20(2):21-22.
H23	高雪艳,孙世竹,刘燕,等. 肾糖康合剂联合西药治疗早期糖尿病肾病的临床研究. 实用老年医学,2014,28(1):43-45.
H24	何萍,鲁冰冬. 缬沙坦联合金水宝胶囊治疗2型糖尿病肾病的疗效观察. 中国民康医学,2012,24(12):1452-1453.
H25	梁文俊. 降糖保肾合剂治疗早期糖尿病肾病临床研究. 北京:北京中医药大学,2004.
H26	梁永,张研燕,董杨颖,等. 益肾降糖汤治疗早期糖尿病肾病疗效观察. 中国中医急症,2008,17(3):312,320.

续表

研究编码	文献
H27	彭书渊,黄廷荣.中西医结合治疗早期糖尿病肾病的临床观察.湖北中医杂志,2010,32(7):16-17.
H28	时红波.培哚普利联合金水宝治疗早期 2 型糖尿病肾病临床观察.中国实用医刊,2010,37(7):46-47.
H29	司圣海.益气养阴活血法拟方联合西药治疗糖尿病肾病疗效观察.中医药临床杂志,2012,24(2):121-122.
H30	王和强,张太坤,符莹,等.中药糖通饮方对早期糖尿病肾病患者血清血管内皮生长因子的影响.长春中医药大学学报,2014,30(2):298-300.
H31	王和强,张太坤,符莹,等.中药糖通饮方治疗早期糖尿病肾病患者临床观察.天津中医药大学学报,2014,33(5):267-269.
H32	武慧,杜宏武,谢道俊.益气养阴活血通腑法为主治疗老年早期糖尿病肾病 31 例.安徽中医学院学报,2001,20(1):16-18.
H33	夏晶,高彦彬,张涛静.益气养阴,化痰逐瘀法治疗早期糖尿病肾病 20 例临床研究.安徽中医学院学报,2010,29(2):22-25.
H34	肖振忠,孙宏君.黄葵胶囊联合缬沙坦对早期糖尿病肾病患者微量白蛋白尿的影响.现代中西医结合杂志,2010,19(3):263-264.
H35	徐德颐,徐珏,凌青.保肾汤治疗 2 型糖尿病早期肾病临床观察.吉林中医药,2005,25(8):12-13.
H36	俞荣强.福辛普利联合冬虫夏草制剂对早期 2 型糖尿病肾病微量白蛋白尿的影响.中华医学实践杂志,2006,5(5):493-494.
H37	曾尚校,张丽梅.厄贝沙坦联合金水宝胶囊治疗老年 2 型糖尿病肾病的临床疗效观察.中国医师进修杂志,2010,33(24):35-37.
H38	张又云,黄河清.抵当汤改良方治疗早期糖尿病肾病的研究.现代中西医结合杂志,2002,11(21):2091-2092.
H39	翟晓丽,许筠,苏建平,等.芪龙益肾汤对早期糖尿病肾病治疗作用的临床观察.中华中医药学会第二十一届全国中医肾病学术会议,2008:241-243.
H40	周晖,商学征,谢培凤,等.益气养阴解毒通络法治疗早期糖尿病肾病的临床研究.天津中医药,2009,26(2):100-102.
H41	高彦彬,赵慧珍,关崧,等.糖肾宁治疗气阴两虚,络脉瘀滞型早期糖尿病肾病临床研究.中华中医药杂志,2006,21(7):409-411.

研究编码	文献
H42	黄海泉.百令胶囊治疗Ⅱ型糖尿病伴微白蛋白尿的临床观察.临床交流,2000,9(8):43.
H43	夏成云,周京国,谢建平,康后生,张国元,刘福.茶色素对早期糖尿病肾病患者血尿转化生长因子β1的影响.中国中西医结合急救杂志,2004,11(5):297-300.
H44	李琳.补阳还五汤加减治疗早期糖尿病肾病34例临床观察.中医药导报,2006,12(6):16-18.
H45	叶赏和,陈跃华,傅晓骏,等.银杏叶提取物治疗早期糖尿病肾病的临床观察.中国医院药学杂志,2006,26(9):1182-1183.
H46	张永,张建鄂,吴平勇,等.绞股蓝总甙与缬沙坦治疗早期糖尿病肾病的对比研究.郧阳医学院学报,2007,26(4):199-202.
H47	饶祖华,余颖,李小青,等.芪蛭降糖胶囊治疗早期糖尿病肾病34例临床观察.浙江临床医学,2008,10(7):909-910.
H48	郭聂涛,刘琳娜,顾向明,等.益气养阴活血方对早期糖尿病肾病患者胱抑素c水平的影响.实用中西医结合临床,2009,9(6):12-14.
H49	Li Xusheng,Zheng Weiying,Lou shixian,et al. Effect of Ginkgo Leaf Extract on Vascular Endothelial Function in Patients with Early Stage Diabetic Nephropathy. Chin J Integr Med,2009,15(1):26-29.
H50	林道强,陈文.中西医结合治疗早期糖尿病肾病66例.南京中医药大学学报,2009,25(5):394-395.
H51	杨帅,刘湘红.黄葵胶囊配合西药治疗早期糖尿病肾病32例临床观察.河北中医,2009,31(4):600-602.
H52	蔡景英,王艳芬,曹萍.尿毒清颗粒治疗早期糖尿病肾病临床研究.实用糖尿病杂志,2010,6(4):37-38.
H53	丛艳.复方滋肾饮治疗早期糖尿病肾病25例.中国中医药现代远程教育,2011,9(19):153-154.
H54	崔冰,马继伟.六味地黄丸方治疗早期糖尿病肾病33例.中国中医急症,2011,20(5):804.
H55	佟丽娟.益气养阴活血汤治疗早期糖尿病肾病40例.实用中医内科杂志,2011,25(6):85-86.

续表

研究编码	文献
H56	肖雪云,周茹,陈发盛.尿毒清颗粒治疗早期糖尿病肾病40例疗效观察.新中医,2011,43(8):48-49.
H57	陈思洁,龚保文,黄润山,等.温阳化饮方治疗早期糖尿病肾病并胸腔积液疗效观察.实用医学杂志,2012,28(9):1542-1544.
H58	康广水.自拟芪蛭地黄汤治疗早期糖尿病肾病疗效观察.中国中医药现代远程教育,2012,10(7):121.
H59	沈琼,王飞.血脂康治疗早期糖尿病肾病疗效观察.实用糖尿病杂志,2012,8(2):15-16.
H60	宋林宏,张德宪,龚敏,等.滋阴泄浊方治疗糖尿病肾病临床观察.辽宁中医药大学学报,2012,14(6):170-171.
H61	曾翠青.益气活血法治疗早期糖尿病肾病的疗效观察.现代预防医学,2012,39(18):4881-4882,4884.
H62	邓顺有,范翠,张征,等.滋肾活血法联合厄贝沙坦治疗早期糖尿病肾病的临床疗效.中国老年学杂志,2013,33(1):37-39.
H63	焦颖华,邢磊,田发明,等.解聚复肾宁治疗早期2型糖尿病肾病.中国实验方剂学杂志,2013,19(23):317-320.
H64	吴敏,张文萍,朱成晟,等.滋肾清利通络法配合治疗早期糖尿病肾病26例临床观察.江苏中医药,2013,45(6):27-28.
H65	金俊涛.益气化瘀汤治疗早期糖尿病肾病临床效果观察.亚太传统医药,2014,10(8):122-123.
H66	马婕.益气养阴清热活血法治疗早期糖尿病肾病的疗效及对血液流变学的影响.吉林中医药,2014,34(12):1225-1228.
H67	汪何.益气升清方治疗早期糖尿病肾病的临床观察.湖北中医杂志,2014,36(5):5-6.
H68	张生计,陈静.柴苓汤治疗早期糖尿病肾病临床分析.内蒙古中医药,2014(22):32.
H69	张震宇,李耀威,苗润.坎地沙坦酯片联合金水宝治疗2型糖尿病早期肾病疗效观察.广东药学院学报,2014,30(2):241-244.
H70	郭蔚,但刚,陈钰,等.肾炎康复片与坎地沙坦酯治疗糖尿病肾病的对照研究.西南国防医药,2009,19(7):681-683.

续表

研究编码	文献
H71	王建华,邵雪珍,熊玮,等.早期糖尿病肾病中西医干预的临床疗效比较.湖北中医杂志,2013,35(6):13-14.
H72	鲍红娟.中药联用厄贝沙坦治疗糖尿病肾病微量白蛋白尿期的疗效观察.中华中医药学刊,2011,29(3):540-542.
H73	鲍正宏,朱江涛,鲍惠君,等.糖肾2号方与依那普利联用治疗早期糖尿病肾病的临床对照观察.北京中医药大学学报,2008,15(6):22-23.
H74	曹瑞.益气养阴活血中药治疗早期糖尿病肾病60例临床观察.安徽医药,2010,14(10):1211-1212.
H75	曹小川.缬沙坦联合百令胶囊治疗早期糖尿病肾病的效果分析.中国当代医药,2015,22(4):97-98,101.
H76	陈广,屠青年,李伶俐,等.三七交泰丸联合洛丁新片治疗糖尿病肾病30例临床观察.中医杂志,2014,55(20):1735-1738.
H77	陈军.中西医结合治疗早期糖尿病肾病临床观察.湖北中医杂志,2001,23(11):21.
H78	陈静媛.中西医结合治疗早期糖尿病肾病的临床观察.实用糖尿病杂志,2006,2(2):36-37.
H79	陈敏.中西医结合治疗老年早期糖尿病肾病的临床观察.第六次全国中西医结合中青年学术研讨会,2008:321-324.
H80	陈伟锦.至灵胶囊联合厄贝沙坦治疗早期糖尿病肾病的疗效观察.现代医院,2011,11(8):57-58.
H81	陈文文.糖肾平治疗糖尿病肾病(Ⅲ期)的临床研究.济南:山东中医药大学,2010.
H82	翟晓丽,许筠,韩业宏,等.益气养阴化瘀中药对糖尿病肾病患者血清NO,ET-1水平的影响.中国中西医结合肾病杂志,2013,14(10):872-874.
H83	丁涛.厄贝沙坦与金水宝对糖尿病肾病的临床疗效观察.数理医药学杂志,2014,27(2):207-208.
H84	窦晓丽,武金强,韩丽丽,等.自拟益气活血方治疗糖尿病肾病的临床研究.山西医药杂志·上半月,2012,41(5):440-442.
H85	杜守作.厄贝沙坦联合丹参治疗早期糖尿病肾病的临床观察.海南医学,2011(19):17-18.

续表

研究编码	文献
H86	法文喜.加味桂枝茯苓丸治疗糖尿病肾病的临床观察.特别健康:下,2014,(7):525-526.
H87	范艳艳.芪药糖肾消治疗早期糖尿病肾病的临床研究.南京:南京中医药大学,2012.
H88	冯琼邵,邵跃斌,冉建民,等.补阳还五汤联合替米沙坦治疗早期糖尿病肾病疗效观察.广东医学,2008,29(8):1414-1415.
H89	高娅丽."通脉降脂丸"对糖尿病肾病早期气虚血瘀型的疗效观察.昆明:云南中医学院,2013.
H90	龚翠芬,乔小利,魏金花,等.当归补血汤加味配合贝那普利治疗早期糖尿病肾病60例.陕西中医,2009,30(8):974-976.
H91	韩晶晶,陈霞波,龚文波,等.参芪地黄汤联合缬沙坦治疗早期气阴两虚型糖尿病肾病的临床疗效观察.中华中医药学刊,2015,33(4):986-990.
H92	洪小平.益气敛微汤联用贝那普利治疗早期糖尿病肾病的临床研究.中国中医药科技,2011,18(2):91-92.
H93	黄赐平.金水宝胶囊合复方丹参滴丸治疗老年早期糖尿病肾病48例.光明中医,2014,29(6):1304-1305.
H94	黄积仓,张玉峰,王晓瑜,等.虫草菌粉联合银杏叶片对糖尿病肾病Ⅲ期患者蛋白尿的影响.中医药学报,2010,38(1):57-59.
H95	贾振武.地黄叶总苷胶囊联合氯沙坦钾片治疗早期糖尿病肾病的疗效观察.中国医药指南,2014,12(12):263-264.
H96	江岸林,曹爱萍,褚小燕,等.发酵虫草菌粉(CS-4)联合厄贝沙坦治疗早期2型糖尿病肾病临床观察.中国中西医结合肾病杂志,2010,11(11):994-995.
H97	金鸥阳,高磊平.摄精消白胶囊配合治疗糖尿病肾病30例临床研究.江苏中医药,2013,45(4):33-34.
H98	琚枫,黄亚莲,符茂雄.中药联合洛汀新治疗糖尿病肾病微量白蛋白尿25例.江西中医药,2013,44(7):39-41.
H99	孔垂红.通络解毒方联合雷公藤多苷治疗早期糖尿病肾病疗效观察.新中医,2014,46(7):147-149.
H100	雷水红,李经,赖晓阳,等.安博维联合金水宝治疗非高血压糖尿病肾病疗效观察.山东医药,2009,49(1):98-99.

续表

研究编码	文献
H101	李红萍.厄贝沙坦联合消解通络固肾汤治疗糖尿病肾病临床观察.现代中西医结合杂志,2012,21(21):2338-2339.
H102	黎晶晶.健脾益肾,清热利湿活血法治疗早期糖尿病肾病的临床疗效研究.南京:南京中医药大学,2013.
H103	李六生,刘建社,陈建娜,等.缬沙坦联合大黄治疗糖尿病肾病的疗效.实用医学杂志,2006,(13):1580-1582.
H104	李青,韩宇博.金匮肾气丸联合美卡素治疗Ⅲ期糖尿病肾病的临床研究.光明中医,2014,29(3):576-578.
H105	李晓莉.科素亚联合百令胶囊治疗早期糖尿病肾病的疗效观察.中国中医药咨讯,2010,2(30):184-185.
H106	李永国,戴国军.中西医结合治疗早期糖尿病肾病疗效观察.现代中西医结合杂志,2014,2(16):1776-1777.
H107	李勇坚.补中益气汤加味合厄贝沙坦对早期糖尿病肾病的干预治疗临床研究.云南中医药杂志,2009,30(7):10-12.
H108	李奕升,郭洪波,罗辉娥,等.健脾祛湿法治疗早期糖尿病肾病的临床研究.山东中医杂志,2014,33(11):891-893.
H109	李月婷.黄葵胶囊联合缬沙坦治疗糖尿病肾病临床效果分析.社区医学杂志,2014,12(15):36-37.
H110	李业展.中西医结合治疗早期糖尿病肾病34例临床观察.江苏中医药,2010,42(6):33-34.
H111	赵明,梁淼,肖宏.氯沙坦联合红景天治疗早期糖尿病肾病的临床研究.中国实用内科杂志,2008,8(5):230-232.
H112	刘翠萍,李敏娟.厄贝沙坦联合百令胶囊治疗早期糖尿病肾病的疗效观察.河北医药,2011,33(11):1661-1662.
H113	刘承琴,赵建群.滋肾健脾化瘀方治疗早期糖尿病肾病41例.山东中医杂志,2003,(11):648-649.
H114	刘明伟.氯沙坦联合百灵胶囊治疗糖尿病肾病的疗效评价.中国误诊学杂志,2011,11(26):6336.
H115	刘志伟,张丽华,陈沛林.中西医结合治疗早期糖尿病肾病40例临床观察.江苏中医药,2009,41(3):37-38.

研究编码	文献
H116	陆标明,陈汉礼.滋肾降糖饮加瑞格列奈治疗早期糖尿病肾病疗效观察.实用中医药杂志,2009,25(7):459-460.
H117	卢远征.活血化瘀法治疗早期糖尿病肾病的临床疗效观察.广州:广州中医药大学,2009.
H118	罗方,胡江平.百令胶囊辅助治疗早期糖尿病肾病临床观察.药物流行病学杂志,2011,20(7):334-336.
H119	罗方,曹珊,孙新宇.百令胶囊联合厄贝沙坦治疗早期糖尿病肾病的临床研究.中医学报,2011,26(4):466-467.
H120	吕泳城.血府逐瘀汤对2型糖尿病肾病Ⅲ期患者CRP及尿CTGF影响的临床研究.福州:福建中医药大学,2011.
H121	马晓莉.西红康方治疗糖尿病肾病Ⅲ期气阴两虚兼血瘀型的临床研究.乌鲁木齐:新疆医科大学,2014.
H122	毛春谱,李小毅,张红梅,等.银杏叶提取物治疗早期糖尿病肾病的临床研究.中国综合临床,2009,25(3):299-301.
H123	梅莎莎,宋恩峰,项琼.糖脂同调治疗早期糖尿病肾病临床观察.辽宁中医药大学学报,2014,16(9):93-95.
H124	彭仙珍,沈三英,宋小红,等.缬沙坦联合通心络胶囊治疗糖尿病肾病的临床疗效分析.医药导报,2007,26(3):268-269.
H125	钱力维,杨升杰,陈瑜瑜.肾炎舒胶囊联合厄贝沙坦治疗早期糖尿病肾病35例.安徽中医学院学报,2012,31(3):29-31.
H126	裘磊,郑军状,郑建芳,等.健脾益气活血方结合常规疗法治疗糖尿病肾病疗效观察.上海中医药杂志,2013,47(3):42-43.
H127	师魏霞.补肾活血汤治疗糖尿病肾病的临床观察.中华中医药杂志,2009,24(8):1102-1103.
H128	宋玉山.健脾补肾活血法治疗早期糖尿病肾病临床研究.石家庄:河北医科大学,2007.
H129	田虎.温阳益气养阴活血方治疗早期糖尿病肾病的疗效观察.黑龙江中医药,2014(5):27-28.
H130	仝用,冀玲琴,李艳颖,等.雷公藤多苷治疗糖尿病肾病Ⅲ期疗效分析.中国医药,2012,7(11):1418-1420.

续表

研究编码	文献
H131	汪朝振,张太阳.固肾温阳法联合厄贝沙坦治疗早期糖尿病肾病的临床观察.实用中西医结合临床,2013,13(1):19-20.
H132	王海燕,王小强,周东海,等.复元保肾汤治疗早期糖尿病肾病48例临床观察.河北中医,2009,31(6):838-839.
H133	王玲琳,沈世豪,应培珍,等.氯沙坦联合通心络对2型糖尿病患者肾功能的影响.疑难病杂志,2007,6(2):85-87.
H134	王妮娜,曾晓聪.复方血栓通胶囊与氯沙坦钾联合治疗早期糖尿病肾病的疗效观察.临床和实验医学杂志,2012,11(12):928-929,931.
H135	王文豪.温脏扶正祛邪方治疗早期糖尿病肾病的临床观察.广州:广州中医药大学,2013.
H136	王玉英.自拟保肾汤与洛汀新治疗早期糖尿病肾病的临床观察.中华中医药学刊,2008,26(6):1354-1356.
H137	韦劲,方朝晖,彭代银,等.复方丹皮煎剂治疗气阴两虚型早期糖尿病肾病的临床研究.中国药房,2010,21(3):255-257.
H138	吴琼,杨柏新.褐藻多糖硫酸酯与贝那普利联合应用治疗早期糖尿病肾病.临床军医杂志,2010,38(5):743-745.
H139	吴卫东.中西医结合治疗早期糖尿病肾病59例临床研究.中国中医药咨讯,2011,3(23):309.
H140	谢辉,朱琳,黄霖,等.降糖保肾方联合厄贝沙坦治疗早期糖尿病肾病的临床研究.中国中西医结合肾病杂志,2011,12(7):616-619.
H141	谢秀仪.降糖三黄片治疗糖尿病肾病早期临床疗效观察.广州:广州中医药大学,2014.
H142	辛传伟,黄萍,田云龙,等.消渴平合剂对早期糖尿病肾病患者VEGF的影响作用研究.中华中医药学刊,2014,32(3):559-561.
H143	徐会彬,周刚鑫,赵英红,等.中西医结合治疗早期糖尿病肾病的研究.现代中西医结合杂志,2007,16(21):2965-2966,2968.
H144	徐小琳,薛少清,陈仁富,等.氯沙坦联合百令胶囊黄芪颗粒治疗早期糖尿病肾病的疗效观察.中外医疗,2014,(5):30-31.
H145	杨春华.金水宝胶囊联合氯沙坦治疗早期糖尿病肾病疗效观察.现代中西医结合杂志,2013(1):65-66.

续表

研究编码	文献
H146	杨坷．加味芪黄饮对糖尿病肾病 acr 影响的研究．广州：广州中医药大学，2012．
H147	姚定国，魏佳平．桃红二子汤合一平苏治疗早期糖尿病肾病．浙江中西医结合杂志，2003，13（8）：474-476．
H148	姚军，刘俊峰．黄芪精口服液联合卡托普利治疗早期糖尿病肾病的临床观察．中国医药指南，2015，13（3）：219-220．
H149	叶健波，刘志梅，李剑军，等．百令胶囊联合坎地沙坦酯治疗早期糖尿病肾病的临床观察．Internal Medicine China，2012，7（6）：612-613．
H150	玉山江·艾克木，哈丽达·木沙．西红康对糖尿病肾病Ⅲ期患者同型半胱氨酸水平的影响．中国中医基础医学杂志，2015，21（2）：189-191，222．
H151	袁飞，刘国辉，林宏初．中西医结合治疗早期糖尿病肾病的临床研究．中国保健营养·临床医学学刊，2008，17（22）：13-15．
H152	张灵建，洪波．九味糖肾汤对糖尿病肾病患者血郁胶原，层粘连蛋白表达的影响．浙江中西医结合杂志，2014，24（3）：211-213．
H153	张书申，王芳，乔苏民．脑心通胶囊联合福辛普利治疗早期糖尿病肾病．中西医结合心脑血管病杂志，2007，5（12）：1180-1181．
H154	张彤，盖云，杨晓萍．中西医结合治疗早期糖尿病肾病 30 例临床研究．江苏中医药，2011，43（7）：27-28．
H155	张新利，吕芹，吴瑞格．复方丹参滴丸联合科素亚治疗早期老年 2 型糖尿病肾病疗效观察．中国误诊学杂志，2011，11（12）：2798．
H156	张玉峰，黄机仓，杨国栋，等．生脉散合归脾汤加减治疗糖尿病肾病Ⅲ期气阴两虚型 48 例临床观察．甘肃中医学院学报，2012，29（6）：33-35．
H157	郑文静．中西医结合治疗糖尿病肾病临床观察．山西中医，2012，28（10）：32-33．
H158	周忠海，王卫松，高俊杰，等．"益气活血通络汤"治疗早期糖尿病肾病 57 例临床研究．江苏中医药，2012，44（4）：18-19．
H159	朱娜，蔡颖娴，房春花，等．温肾解毒祛瘀方对早期糖尿病肾病患者血浆内皮素和 p-选择素的影响．现代中西医结合杂志，2012，21（11）：1146-1147．
H160	张洪勤．脾肾双补法治疗糖尿病肾病 38 例临床观察．中医药导报，2012，18（2）：38-40．

续表

研究编码	文献
H161	陈宇斌. 益气通淋胶囊联合氯沙坦治疗早期糖尿病肾病效果观察. 白求恩医学杂志,2015,13(1):103-104.
H162	董津含. 益肾康颗粒治疗早餐糖尿病肾病60例安全性研究. 沈阳:辽宁中医药大学,2013.
H163	郭兆安,于春江,李悦,等. 芪蛭降糖胶囊治疗糖尿病肾病Ⅲ期的临床研究. 中国中西医结合急救杂志,2013,20(5):261-265.
H164	彭继升. 芪卫颗粒治疗早期糖尿病肾病的临床研究. 北京:北京中医药大学,2007.
H165	施进宝,黄宝英,郑瑞平,等. 参芪丹糖肾消方治疗气阴两虚夹瘀型早期糖尿病肾病40例. 福建中医药,2014,45(4):13-17.
H166	徐蓉娟,唐红,朱良争,等. 治糖保肾冲剂治疗糖尿病早期肾病32例临床观察. 中国中西医结合杂志,1999,19(10):624-625.
H167	曾雪榕. 芪药地黄汤治疗糖尿病肾病Ⅲ期(气阴两虚型)的临床疗效观察. 福州:福建中医学院,2008.
H168	张志忠,王彩霞,魏建红,等. 益气养阴合剂治疗糖尿病肾病临床研究. 中华中医药学刊,2009,27(8):1755-1757.
H169	周广举. 渴络欣联合厄贝沙坦治疗早期糖尿病肾病蛋白尿的临床研究. 临床合理用药杂志,2013,6(12A):20-21.
H170	朱丹平. 中西医结合治疗糖尿病肾病3期的临床研究. 成都:成都中医药大学,2005.
H171	朱秀. 益气养阴活血方治疗糖尿病肾病30例疗效观察. 中国医药指南,2011,9(20):147-149.
H172	魏娜,常万松,薛迪中,等. 血脂康对早期糖尿病肾病患者氧化应激的影响. 中国全科医学,2012,15(6C):2085-2087.
H173	杨力,檀增衡,李玉坤. 芪明颗粒配合常规疗法治疗早期糖尿病肾病71例临床观察. 中医药导报,2014,20(6):52-53.
H174	范译文. 芪葵颗粒干预早期2型糖尿病肾病的临床研究. 南京:南京中医药大学,2010.
H175	谢绍锋,黄莉吉,刘敬顺,等. 长期应用养阴和络中药对早期糖尿病肾病患者尿微量白蛋白肌酐比值的影响. 江苏中医药,2011,43(9):19-20.

研究编码	文献
H176	高菁,李靖,莫世安,等.益气养阴,活血化瘀散结法治疗 2 型糖尿病肾病Ⅲ,Ⅳ期气阴两虚夹瘀型 40 例临床研究.世界中医药,2013,8(5):530-534.
H177	郭芳,蓝元隆,洪杨华.益气养阴活血方治疗早期糖尿病肾病疗效观察.福建中医药,2011,42(6):15-17.
H178	金叶,万浩鹏,张雨.白术地黄汤治疗早期糖尿病肾病 38 例.现代中西医结合杂志,2012,21(29):3239-3240.
H179	孔祥明,梁炜.大黄糖肾胶囊对早期糖尿病肾病的临床疗效.现代医学,2002,30(6):363-365.
H180	李颖,范晨,王海英,等.补阳还五汤对早期糖尿病肾病转化生长因子 β1(TGF-β1)的作用.中国医药导刊,2011,13(4):656-657.
H181	刘玲.益气活血法对早期糖尿病肾病的干预研究.南京:南京中医药大学,2005.
H182	刘孝琴,李悦,李雅楠.益肾化湿颗粒对早期糖尿病肾病患者 CRP 及 IL-8 的影响.中国中西医结合肾病杂志,2013,14(6):538-539.
H183	刘珍,刘绛,张绪生.复方固肾冲剂治疗老年糖尿病肾病肾虚血瘀型蛋白尿 20 例总结.湖南中医杂志,2007,23(3):23-25.
H184	吕秀群,刘得华.复方田参胶囊治疗早期糖尿病肾病疗效观察.中医药临床杂志,2012,24(12):1195-1196.
H185	马丽.金洪元学术思想与临床经验总结及糖肾通络方治疗糖尿病肾病的临床研究.北京:北京中医药大学,2012.
H186	牛西武,张兰,侯宝华,等.益肾康对早期糖尿病肾病影响的临床研究.实用中医内科杂志,2007,21(1):64-65.
H187	舒占钧,王魁亮.保元活血泄浊法治疗早期糖尿病肾病的临床研究.新疆中医药,2007,25(5):11-15.
H188	宋艳丽,李宗文,王秋平.益气养阴活血散结法治疗早期糖尿病肾病 30 例疗效观察.医学信息·中旬刊,2011,(6):2833.
H189	王树亮,刘清波.健脾化瘀汤治疗早期糖尿病肾病的疗效分析.中国中医药咨讯,2010,2(32):54.
H190	王玥.益肾化瘀汤治疗早期糖尿病肾病临床观察.新中医,2010,42(12):13-14.

续表

研究编码	文献
H191	王玉红,郭浩生.益气养阴化瘀汤治疗早期糖尿病肾病 30 例疗效观察.河北中医,2011,33(8):1132-1133.
H192	徐晓琴,张效科,薛金志,等.益肾活血汤治疗糖尿病肾病早期 30 例总结.湖南中医杂志,2012,28(5):38-39.
H193	叶芳.糖肾安汤治疗早期糖尿病肾病临床观察.国际中医中药杂志,2007,29(4):248-249.
H194	袁放,江缨,郑和昕,等.自拟玉米须汤对早期糖尿病肾病的保护作用.中华中医药学刊,2011,29(11):2468-2469.
H195	周鑫,陈晓霞.复方健胰颗粒治疗早期糖尿病肾病 50 例临床观察.中医药临床杂志,2010,(2):142-143.
H196	曹柏龙,孙光荣.运用孙光荣"三联药对"组方学术思想治疗早期糖尿病肾病的临床观察.北京中医药,2014,33(1):10-12.
H197	邓远平,吴义萍,张绿平,等.补肾活血化浊方治疗糖尿病肾病 30 例临床观察.四川中医,2013,31(10):93-94.
H198	高天舒,于世家,李敬林.中药早肾康治疗糖尿病肾病微量白蛋白尿 38 例.辽宁中医学院学报,1999,1(4):41-42.
H199	郭建立,张红伟.糖肾饮治疗早期糖尿病肾病 26 例.河南中医,2009,29(5):472-473.
H200	郭业新,吕冬梅,曹圣华,等.银杏叶提取物联合格列齐特,二甲双胍治疗早期糖尿病肾病 32 例.中国中西医结合肾病杂志,2007,8(10):607-608.
H201	靳瑞英.滋阴通脉饮治疗早期糖尿病肾病临床观察.实用中西医结合临床,2013,13(7):14-15.
H202	李建生.大黄䗪虫丸对老年糖尿病早期肾病 TXB_2 和 6-Keto-PGF-(1α) 的影响.辽宁中医杂志,1998,25(10):465-467.
H203	刘保胜,管淑琴,逯继伟.益气活血中药治疗糖尿病肾病 25 例.中国药业,2014,23(14):99-100.
H204	刘孝琴,王云枫,李雅楠.参芪地黄汤加味配合门冬胰岛素对早期 2 型糖尿病肾病负氮平衡的影响.环球中医药,2013,6(5):366-368.
H205	刘艳峰,郑朝霞,胡天晓.慢肾宁合剂治疗早期糖尿病肾病的疗效观察.临床荟萃,2014,29(7):814-815.

研究编码	文献
H206	刘志伟,安淑华,叶春芳,等.疏肝理气方治疗早期糖尿病肾病患者及对血管内皮功能的影响.陕西中医,2013,33(12):1603-1605.
H207	马燕,陈劲松,张柏林.益肾化瘀冲剂治疗早期糖尿病肾病临床观察及对HCY和NAG的影响.天津中医药,2012,29(4):335-337.
H208	倪青,张效科.芪药消渴胶囊治疗早期糖尿病肾病64例临床观察.北京中医药大学学报·中医临床版,2009,16(4):33-35.
H209	孙世宁,黄红芳.通心络胶囊对早期糖尿病肾病患者血浆,尿内皮素的影响.新中医,2004,36(4):32-33.
H210	王小超,刘克冕,狄红杰,等.活血化瘀重剂治疗早期糖尿病肾病的疗效与机制探讨.光明中医,2009,24(11):2060-2062.
H211	王秀芬,赵苍朵,顾连方,等.加减补阳还五汤对早期糖尿病肾病的临床疗效及作用机制探讨.中国中西医结合肾病杂志,2005,6(5):280-281.
H212	王秀芬,赵苍朵,张慧玲.益气活血汤治疗早期糖尿病肾病40例疗效观察.新中医,2006 38(4):46-47.
H213	魏金花.益气逐瘀汤治疗早期糖尿病肾病的疗效观察.亚太传统医药,2009,5(10):98-99.
H214	魏玲玲.益气活血法治疗早期糖尿病肾病30例临床观察.中医杂志,2004,45(1):39-40.
H215	肖丽红.血脂康治疗早期糖尿病肾病疗效分析.中国误诊学杂志,2009,9(7):1561-1562.
H216	薛丽辉.益气养阴活血法治疗早期糖尿病肾病探析.辽宁中医杂志,2002,29(3):154.
H217	闫顺新,郭小舟,张玉军,王金玲.补肾固精方治疗阴阳两虚型早期糖尿病肾病临床研究.中国中医药信息杂志,2005,(1):33-35.
H218	姚勇利.乐脉颗粒对早期糖尿病肾病患者尿微量白蛋白排泄率的影响.华西药学杂志,2006,21(3):310-311.
H219	于春军,王祥生.黄葵胶囊治疗早期糖尿病肾病的疗效观察.中国中医急症,2010,19(10):1685-1709.
H220	张黎群,李顺民,董彦敏,等.活血降糖饮对糖尿病肾病患者尿微量白蛋白的影响.中医学报,2011,26(6):715-717.

续表

研究编码	文献
H221	张孙伟,刘湘华.活血补肾方联合西药治疗糖尿病肾病随机平行对照研究.实用中医内科杂志,2014,28(7):129-131.
H222	张奕,刘海霞,程丽霞,等.糖脉康治疗早期糖尿病肾病的临床观察.亚太传统医药,2009,5(9):141-142.
H223	郑士荣,张景红,朱宇清,等.地灵丹对糖尿病肾病尿微量白蛋白排泄率及内皮素的影响.深圳中西医结合杂志,2002,12(5):283-284.
H224	郑士荣,张景红,朱宇清,等.中药复方治疗糖尿病肾病的临床研究.深圳中西医结合杂志,2005,15(5):288-289,292.
H225	周硕果.益气养阴活血法治疗早期糖尿病肾病40例临床观察.中医药临床杂志,2006,18(3):258-259.
H226	朱善勇,钱才凤.蒲参胶囊治疗早期糖尿病肾病的临床疗效观察.中成药,2013,35(4):681-682.
H227	陈倩倩,宋宗良.益肾活血汤对糖尿病肾病的临床观察.黑龙江中医药,2013(5):28-29.
H228	董盛,樊平,雷根平,梁瑜,等.自拟益肾降糖方治疗早期糖尿病肾病临床观察.中华中医药学刊,2010,28(9):2013-2014.
H229	郭亚平.温阳健脾活血中药治疗早期糖尿病肾病脾肾阳虚证临床研究.中医学报,2014,29(7):965-966.
H230	寇玮蔚,张明飞.清心莲子饮加减治疗早期糖尿病肾病50例临床观察.中国伤残医学,2014,(9):167-168.
H231	邝秀英.益气养阴活血通腑法联合降糖治疗糖尿病肾病早期的观察.广东医学,2006,27(7):1096-1098.
H232	林培坚.黄芪知母参七颗粒治疗气阴两虚型糖尿病肾病Ⅲ期临床疗效观察.福建中医药大学,2011.
H233	牛瑾玉.健脾益肾合剂治疗糖尿病肾病30例.陕西中医,2005,26(12):1283-1284.
H234	王姝文.参芪降糖颗粒治疗早期糖尿病肾病疗效观察.辽宁中医杂志,2008,35(11):1710.
H235	代芳.调肝补肾活血法合缬沙坦治疗早期糖尿病肾病的临床疗效观察.山东中医药大学,2014.

研究编码	文献
H236	郭亚芳,叶伟成,曾艺鹏,等.鹿茸方对早期糖尿病肾病患者 ACR 及转化生长因子-β1 的影响.新中医,2013,45(11):82-84.
H237	胡连海,刘文清,张继东.肾康饮治疗早期糖尿病肾病的临床观察及其对患者基质金属蛋白酶-9 水平的影响.中国中西医结合肾病杂志,2006,7(6):345-346.
H238	秦艳,庞秀花.补肾活血方治疗早期糖尿病肾病 39 例.中国实验方剂学杂志,2012,18(15):311-313.
H239	武楠,闫镛,顾娟娟.复方血栓通胶囊联合缬沙坦治疗糖尿病肾病的临床观察.中国卫生产业,2013:68,70.
H240	吴兆芳.厄贝沙坦,金水宝治疗糖尿病肾病临床观察.实用糖尿病杂志,2008,4(6):18-19.
H241	于海涛,施海涛,肖丽丽,等.金水宝联合奥美沙坦酯治疗早期 2 型糖尿病肾病疗效观察.当代医学,2013,19(23):64-65.
H242	朱铭卿,夏佳燕.加味当归芍药散联合厄贝沙坦对早期糖尿病肾病患者炎性因子的影响.中国基层医药,2014,21(16):2546-2547.
H243	曹和欣,何立群,黄迪.糖肾宁结合西医常规疗法治疗气阴两虚型早期糖尿病肾病 35 例.上海中医药杂志,2010,44(6):65-67.
H244	邓宝华,陈忠伟,王国华,等.柔肝健脾益肾活血法防治早期糖尿病肾病 34 例临床观察.山东中医杂志,2009,28(3):156-158.
H245	邓小敏,唐爱华,周卫惠.培哚普利合用六味地黄丸治疗早期糖尿病肾病的临床疗效观察.四川中医,2006,24(8):52-53.
H246	邓小敏,李晶晶,唐爱华.加用参芪地黄汤化裁治疗早期糖尿病肾病临床研究.广西中医药,2007,30(4):8-10.
H247	窦晨辉,王松珍.黄芪片联合缬沙坦治疗早期糖尿病肾病 24 例.中医研究,2017,27(2):29-31.
H248	方朝晖,赵进东.苏归益肾胶囊治疗早期糖尿病肾病 60 例临床观察.中医药临床杂志,2012,24(2):124-125.
H249	冯艳梅.益气养阴化瘀通络法治疗 2 型糖尿病肾病Ⅲ期的临床观察.黑龙江大学,2011.
H250	洪炜鸿.壮肾固精方对糖尿病肾病Ⅲ期患者尿微量白蛋白的影响.广州中医药大学,2013.

研究编码	文献
H251	黄明辉,甘小斌,陈建生,等."肾康Ⅰ方"对气阴虚型糖尿病肾病 UMA 的干预作用.中国中西医结合肾病杂志,2009,10(12):1096.
H252	吉桂萍,吴景连.血脂康胶囊治疗早期糖尿病肾病 32 例.中国厂矿医学,2007,20(3):226-227.
H253	李荣华.益气养阴,清热解毒,活血化瘀中药联合洛丁新对早期糖尿病肾病的疗效观察.济南:山东中医药大学,2014.
H254	廖春才.补肾益气法治疗早期糖尿病肾病蛋白尿的临床观察.北京:北京中医药大学,2011.
H255	林国彬,叶仁群,邓淑玲,等.补阳还五汤对早期糖尿病肾病患者血清 C-反应蛋白及 PAI-1 的影响.广州中医药大学学报,2011,28(3):219-221.
H256	刘俊丽.降糖平肾方治疗糖尿病肾病(Ⅲ期)的临床观察.济南:山东中医药大学,2014.
H257	刘建平,杨怀书.参芪益肾汤治疗早期糖尿病肾病 35 例疗效观察.中国医药导报,2007,4(27):80-81.
H258	刘立昌,刘新,冯敏坚,等.壮肾固精方治疗糖尿病肾病Ⅲ期的疗效观察.西部中医药,2012,25(4):11-12.
H259	刘亚丽.中西医结合治疗糖尿病早期肾病的临床观察.山西中医,2003,19(5):29-30.
H260	楼天红,李晖云,于磊.糖脉康片治疗早期糖尿病肾病的临床疗效及对氧化应激的影响.新中医,2014,46(5):145-148.
H261	潘桂英,李登宇,马莉.中西医结合治疗早期糖尿病肾病临床观察.世界中西医结合杂志,2012,7(4):332-333,357.
H262	沈蓓莉.慢肾宁合剂与洛汀新联合治疗糖尿病肾病微量白蛋白尿的临床观察.中国中西医结合肾病杂志,2005,6(3):162-163.
H263	沈璐.丹芪地黄汤治疗气阴两虚型糖尿病肾病临床研究.咸阳:陕西中医药大学,2006.
H264	孙富华,赵秀娟,李连英.糖肾Ⅰ号治疗糖尿病合并尿蛋白有效性和安全性的临床研究.辽宁中医杂志,2014,41(2):271-273.
H265	唐咸玉,朱章志,陈利平.温肾健脾,祛毒活血法对早期糖尿病肾病及 IL-6,TNF-α 的影响.中药新药与临床药理,2009,20(2):175-177.

续表

研究编码	文献
H266	王国庆,安金龙,俞仲贤,等.加减滋脾饮联合厄贝沙坦治疗Ⅲ期糖尿病肾病的临床观察.内蒙古中医药,2014,33(9):25-26.
H267	王化鹏.福辛普利联用金水宝治疗早期2型糖尿病肾病临床观察.天津药学,2007,19(3):27-28.
H268	王萍.脑心通联合缬沙坦治疗高血压并发糖尿病早期肾损害疗效观察.中医临床研究,2010,2(21):40-41.
H269	王兴民,季海峰,叶方益.中药辅助治疗2型糖尿病早期肾病24例.浙江中西医结合杂志,2009,19(3):161-162.
H270	吴刚花,张小平.中西医结合治疗早期糖尿病肾病30例临床观察.中医药导报,2005,11(5):23-24.
H271	徐芝秀.益气养阴中药治疗糖尿肾病临床60例疗效观察.海峡药学,2013,25(4):159-160.
H272	闫香梅.中药治疗糖尿病肾病58例临床分析.中国社区医师·医学专业,2011,13(21):189.
H273	叶彬华,钟索娅,张政,等.益肾降糖饮治疗糖尿病肾病Ⅲ期气阴两虚夹瘀疗效及舌象观察30例.中国中医药现代远程教育,2014,12(5):45-47.
H274	余晓琳,陈军平,林晨,等.益气活血汤对早期糖尿病肾病患者微量白蛋白尿,超敏C反应蛋白的影响.光明中医,2012,27(9):1800-1802.
H275	云鹏,龚婷,马玲,等.氯沙坦联合复方血栓通胶囊治疗早期糖尿病肾病的临床研究.中国现代医学杂志,2013,23(4):67-70.
H276	曾纪斌,杨越,甘斌,等.鹿茸丸治疗早期糖尿病肾病60例的临床观察.世界中医药,2008,3(1):15-17.
H277	张彩萍,刘金耀.中西医结合治疗早期糖尿病肾病40例临床观察.浙江中医杂志,2011,46(4):277-278.
H278	张丹芳,程时杰.自拟固肾健脾方治疗糖尿病Ⅲ期肾病28例.江西中医药,2009,40(6):28-29.
H279	张海生,薛京花.糖肾方治疗早期糖尿病肾病36例.中国民间疗法,2010,18(4):32-33.
H280	章九红,李文泉,耿建国,等.加味消渴康治疗糖尿病肾病临床疗效观察.北京中医药,2015,34(1):6-9.

续表

研究编码	文献
H281	赵海彬,梁晴,徐鹏飞. 疏糖益肾丸治疗糖尿病肾病临床观察. 现代中西医结合杂志,2008,17(23):3600-3601.
H282	赵明刚,马茂芝. 益气温阳化瘀法治疗早期糖尿病肾病临床研究. 山东中医杂志,2014,33(2):99-100.
H283	钟宏琳. 依那普利与通塞脉联合治疗糖尿病肾病疗效观察. 医学文选,2004,23(5):602.
H284	鲍普强. 葛芪降糖颗粒治疗早期糖尿病肾病的临床研究. 北京中医药大学,2014.
H285	蔡庆春,李小冰,樊学忠,等. 水蛭通胶囊对早期糖尿病肾病患者血脂血流变的影响. 中国中医药信息杂志,2006,13(7):67-68.
H286	曹雪霞,张鹏睿,杨金奎. 金水宝联合缬沙坦治疗2型糖尿病肾病的早期疗效. 中国新药杂志,2007,16(16):1303-1306.
H287	陈翠兰,张兴坤,车树强. 糖肾康胶囊对糖尿病肾病Ⅲ期尿微量白蛋白的影响. 天津中医药,2014,31(10):596-598.
H288	陈永斌,万永富. 芪参益气滴丸治疗2型糖尿病早期肾病的疗效研究. 中国全科医学,2011,14(2B):520-522.
H289	范一超,祝全. 中西医结合治疗早期糖尿病肾病28例临床观察. 江苏中医药,2009,41(7):41-42.
H290	范一超,陆新,施爱华. 中西医结合治疗早期糖尿病肾病60例临床观察. 江苏中医药,2014,46(7):38-39.
H291	方朝晖,程森华,吴倩. 丹蛭降糖胶囊对早期糖尿病肾病患者血 NF-κB 和尿白蛋白排泄率的影响. 世界科学技术·中医药现代化,2013,15(5):891-895.
H292	冯天保,陈刚毅,谢桂权. 康肾汤治疗早期糖尿病肾病的临床观察. 湖北中医杂志,2005,27(9):17-19.
H293	高祥. 血塞通软胶囊联合替米沙坦治疗早期糖尿病肾病临床观察. 医学信息:中旬刊,2011(5):2065-2066.
H294	葛其容. 盐酸贝那普利联合金水宝胶囊治疗糖尿病肾病的疗效观察. 中国卫生产业,2011,8(7):59.
H295	宫晶书,王和天. 养阴益气合剂治疗早期糖尿病肾病临床观察. 中药研究与信息,2004,6(8):18-19.

续表

研究编码	文献
H296	古青．通心络胶囊联合开博通对早期糖尿病肾病尿微量白蛋白的影响．疑难病杂志,2008,7(10):606-607.
H297	郭成坤,张琴．胡芦巴联合缬沙坦治疗糖尿病肾病的疗效观察．疑难病杂志,2012,11(3):191-193.
H298	季兵,关健华,陈先明,等．自拟补肾活血方治疗早期糖尿病肾病40例临床观察．当代医学,2012,18(10):1-2.
H299	金晟．滋阴活血法联合缬沙坦治疗早期糖尿病肾病的临床观察．湖北中医药大学学报,2014,16(5):61-63.
H300	康善平,彭绍杰．益气活血法治疗老年早期糖尿病肾病的疗效观察．辽宁中医药大学学报,2008,10(7):3-4.
H301	李宝纯,刘树文,李青．补阳还五汤治疗Ⅲ期糖尿病肾病102例临床观察．中国中医药科技,2009,16(2):142-143.
H302	李劲松．益气健脾补肾活血法治疗早期糖尿病肾病33例．福建中医药,2009,40(5):35-36.
H303	李性周．红参虫草胶囊对早期糖尿病肾病的临床治疗作用．延吉:延边大学,2005.
H304	李志强,常红娟,孙仕润．自拟益气活血方治疗糖尿病肾病疗效以及对血液流变学和相关生化指标的影响．中国中医基础医学杂志,2013,19(6):657-659.
H305	廖欣,王海燕,王祚邦,等．六味地黄加味方治疗早期糖尿病肾病临床研究．中国中医药信息杂志,2011,18(9):13-15.
H306	林跃辉,嵇美霞,胡岗,等．加味参芪地黄汤辅助治疗糖尿病肾病临床观察．浙江中西医结合杂志,2010,20(11):679-680.
H307	刘凤环,蔡厚田,王秀玲．糖肾康胶囊治疗早期糖尿病肾病临床观察．河南中医,2005,25(2):45-46.
H308	罗红艳．补肾活血方治疗早期糖尿病肾病的临床研究．科学技术与工程,2008,8(8):2176-2179.
H309	吕洪,刘静芹,贾振祥,等．金水宝与缬沙坦联合治疗早期糖尿病肾病的疗效观察．中国医师杂志,2006:291-292.
H310	牛云飞,方朝晖,刘剑,等．丹蛭降糖胶囊治疗老年糖尿病早期肾病的临床研究．中国现代中药,2008,10(5):36-38.

研究编码	文献
H311	潘艳伶,凌湘力.糖通饮对早期糖尿病肾病患者尿微量白蛋白排泄率,糖脂代谢的影响.北方药学,2015,12(2):112-113.
H312	庞韬,李新华.通络固肾丸治疗2型糖尿病肾病Ⅲ期的临床疗效观察.第十五次全国中医糖尿病大会,2014:334-339.
H313	乔爱民.替米沙坦联合百令胶囊治疗早期糖尿病肾病62例疗效观察.中国实用医药,2013,8(28):177-178.
H314	邱晓堂,张永杰,吴中虎,等.滋脾通络汤治疗糖尿病早期肾病临床观察.中华中医药学刊,2007,25(6):1169-1171.
H315	屈岭,王祥生,曹爱国.灵芝健肾胶囊对糖尿病肾病血脂和血流动力学的影响.甘肃中医,2011,24(1):28-30.
H316	沈生妹.缬沙坦联合百令胶囊治疗早期糖尿病肾病86例疗效观察.中国基层医药,2012,19(1):127-128.
H317	施维敏.糖肾康饮治疗早期2型糖尿病肾病气阴两虚夹瘀型的临床研究.哈尔滨:黑龙江中医药大学,2012.
H318	唐通,王聪.活血祛湿法治疗早期糖尿病肾病的疗效观察.中华实用中西医杂志,2006,19(24):2911-2912.
H319	王培红,陈晓丽.自拟糖肾康汤治疗早期糖尿病肾病的临床观察.山西医药杂志,2005,34(10):873-874.
H320	王文凤,黄庆仪,赖小菊.中西医结合治疗早期糖尿病肾病临床研究.河南中医学院学报,2008,23(6):44-45.
H321	王欣,田伟伟,安丽萍.自拟黄蛭方治疗早期糖尿病肾病临床研究.四川中医,2013,31(2):70-72.
H322	王学玲,张平.灯盏生脉胶囊联合依那普利治疗2型糖尿病早期肾病的临床研究.中国实用医药,2012,7(27):8-10.
H323	王运红,袁桂芬.百令胶囊联合替米沙坦治疗早期糖尿病肾病的临床观察.医学临床研究,2008,25(5):927-928.
H324	魏罡杰.糖脂平治疗糖尿病微血管并发症早期糖尿病肾病的临床研究.哈尔滨:黑龙江中医药大学,2010.
H325	吴文霞.健脾补肾化瘀通络方联合西药治疗早期糖尿病肾病30例.中医药临床杂志,2010(6):476-477.

研究编码	文献
H326	徐婷芳.五子衍宗丸加味方治疗脾肾亏虚兼瘀证 3 期糖尿病肾病的疗效研究.福州:福建中医药大学,2014.
H327	杨娜,张德宪.金匮肾气丸结合洛丁新治疗阴阳两虚型糖尿病肾病临床观察.山东中医药大学学报,2011,35(3):232-234.
H328	杨朔.糖肾平方配合苯那普利治疗气阴两虚夹瘀型早期 2 型糖尿病肾病的临床研究.福州:福建中医学院,2007.
H329	岳超,曹龙宇,赵丹阳.中西医结合治疗早期糖尿病肾病的临床研究.中医药学报,2007,35(1):60-62.
H330	张庚良.益气养阴活血方治疗早期糖尿病肾病 40 例临床观察.河北中医,2012,34(6):829-830.
H331	张海男,胡随瑜,李云辉.中西医结合治疗早期 2 型糖尿病肾病的临床观察.湖南中医学院学报,2005,25(6):45-47.
H332	张惠珍,张慎友,董林.糖肾胶囊治疗早期糖尿病肾病临床研究.北京中医,1999(6):17-18.
H333	张丽丽.糖肾康饮治疗气阴两虚夹瘀型 2 型糖尿病早期肾病的临床研究.哈尔滨:黑龙江中医药大学,2008.
H334	张硕.益肾化浊汤治疗(肾阴亏虚,瘀浊互结证)早期糖尿病肾病(Ⅲ期)的临床观察.长春:长春中医药大学,2010.
H335	张众.糖肾康治疗早期糖尿病肾病疗效观察.四川中医,2004(5):42-43.
H336	郑作孜.六味地黄汤加减治疗早期糖尿病肾病微量白蛋白尿之临床观察.武汉:湖北中医学院,2005.
H337	周玉莲.运用施今墨药对治疗早期糖尿病肾病的疗效观察.世界中医药,2014,9(5):574-576.
H338	朱善勇.健脾益肾清利通络法治疗早期糖尿病肾病的临床研究.南京:南京中医药大学,2010.
H339	杜珍芳,强胜,黄敏,等.益气养阴通络法治疗 3 期糖尿病肾病 30 例.河南中医,2013,33(12):2123-2124.
H340	李萍,韩阳.自拟运脾益肾活络汤治疗糖尿病肾病疗效评价.中国中西医结合急救杂志,2013,20(1):39-41.
H341	李雪珍.活血化瘀法治疗糖尿病肾病临床观察.中医临床研究,2010,2(22):40.

续表

研究编码	文献
H342	刘克冕,王小超,狄红杰,等.消渴肾康汤联合贝那普利治疗早期糖尿病肾病临床研究.实用中医药杂志,2009,25(1):26-27.
H343	肖荣.益气养血、通络消积法治疗糖尿病肾病Ⅲ期的临床研究.济南:山东中医药大学,2014.
H344	于晓瑜,蒙向欣,赵威.加味芪黄饮治疗早期糖尿病肾病临床研究.黑龙江中医药,2014(2):30-31.
H345	赵文霞,刘学芬.益肾灵汤剂降低早期糖尿病肾病患者尿微量白蛋白的临床观察.现代中西医结合杂志,2011,20(8):972-973.
H346	蔡然.中西医结合治疗早期糖尿病肾病30例临床观察.中医药导报,2014,20(16):66-68.
H347	陈辉,汤水福,赵萍.活血化瘀法治疗早期糖尿病肾病及其对肾血流参数的影响.中国中西医结合肾病杂志,2005,6(1):31-32.
H348	李先行,刘爱华.升清降浊方治疗糖尿病肾病Ⅲ期蛋白尿30例.中国中医药现代远程教育,2012,10(17):16-17.
H349	刘成彬.益气养阴祛湿通络法对早期糖尿病肾病的疗效观察.广州:广州中医药大学,2011.
H350	宋宗良,张璇.益肾活血方治疗早期糖尿病肾病46例临床观察.辽宁中医杂志,2009,36(8):1337-1338.
H351	孙新宇,武西芳,高大红.解毒通络法对早期糖尿病肾病炎症发病机制的干预研究.中国中医基础医学杂志,2012,18(5):527-528.
H352	王天平.金水宝联合依那普利治疗糖尿病肾病随机平行对照研究.实用中医内科杂志,2014,28(11):77-79.
H353	吴丽娜.中西医结合治疗早期糖尿病肾病临床观察.辽宁医学院学报,2010,31(1):59-60.
H354	叶仁群,林国彬,邓淑玲,等.补阳还五汤对早期糖尿病肾病患者血清白细胞介素-6及肿瘤坏死因子-α的影响.河北中医,2011,33(3):383-385.
H355	原守平.缬沙坦联合复方地龙胶囊治疗对早期糖尿病肾病患者尿蛋白总量的影响.福建医药杂志,2015,37(1):90-92.
H356	陈志强,郭登洲,孙玉凤,等.益气养阴消癥通络中药治疗糖尿病肾病临床观察.中医药学会肾病分会学术会议论文,2008:165-167.

续表

研究编码	文献
H357	丁艳,李性周,崔海月,等．解毒保肾汤治疗早期糖尿病性肾病．延边大学医学学报,2004,27(1):45-48.
H358	范冠杰,黎永富,唐爱华,等．止消保肾汤对早期糖尿病肾病 NO 及 SOD 的影响．北京中医药大学学报,2007,30(3):210-212.
H359	冯志海．玉液汤加减治疗早期糖尿病肾病 36 例临床观察．中国医药学报,2002,17(9):539-540.
H360	郭登洲,王月华,张芬芳,等．活血化淤消瘀通络中药治疗糖尿病肾病 76 例临床研究．中国全科医学,2007,10(20):1692-1693.
H361	李红专．糖肾宁对早期糖尿病肾病患者肾功能保护作用的临床研究．济南:山东大学,2006.
H362	李淑彦,宋维明,杨露梅,等．滋肾固精凉血法对早期糖尿病肾病尿微量白蛋白的影响．国际中医中药杂志,2010,32(2):115-116.
H363	李彦芬,周新灵,陈伟．益气通络保肾汤对糖尿病肾病疗效的观察．河北中医,2013,35(12):1798-1799.
H364	李玉忠,孔祥英,卢笑辉．补肾固精法治疗早期糖尿病肾病 60 例．山东中医药大学学报,2005,29(4):289-290.
H365	刘可．盘消 4 号片治疗早期糖尿病肾病的临床研究．中国中医药科技,2003,10(3):134-135.
H366	任国英．自拟糖肾安汤治疗早期糖尿病肾病 35 例临床观察．实用中医内科杂志,2008,(5):44-45.
H367	唐晨光,莫新民．消渴漏微煎治疗早期糖尿病肾病的临床观察．深圳中西医结合杂志,2009,19(2):112-114.
H368	佟杰,杨荣阁．益气活血渗湿泄浊法治疗早期糖尿病肾病临床观察．河北中医,2011,33(1):53-54.
H369	王志萍,刘利平,王彦丽,等．糖肾消饮治疗早期糖尿病肾病疗效观察．中国中医急症,2008,17(4):466-467.
H370	吴瑞,崔文旺．益气养阴活血方治疗早期糖尿病肾病 30 例．河南中医,2013,33(11):1923-1924.
H371	许粤．参芪活血汤治疗早期糖尿病肾病变．中华实用中西医杂志,2004,4(17):2617-2618.

续表

研究编码	文献
H372	张波,秦佰焰.济生肾气丸联合复方血栓通胶囊治疗早期糖尿病肾病.中国实验方剂学杂志,2012,18(15):316-317.
H373	张丽萍.益气养阴,解毒活血法对早期糖尿病肾病 D-二聚体、CRP 影响的研究.北京:北京中医药大学,2012.
H374	张昱,李琦,娄锡恩.护肾愈消汤治疗早期糖尿病肾病 38 例的临床观察.世界中医药,2008,3(1):21-22.
H375	安向平,檀金川,戴剑华.芪黄糖肾合剂对早期糖尿病肾病血脂,尿白蛋白排泄率及血液流变学的影响.河北中医,2008,30(8):792-794.
H376	陈景亮,凌方明.六味地黄丸对早期糖尿病肾病尿微量白蛋白的影响.新中医,2004,36(12):26-27.
H377	董彦敏,李慧林,倪青.益气活血法治疗糖尿病早期肾病 34 例临床观察.新中医,2007,39(6):76-78.
H378	冯乐燕.固本化瘀消浊法治疗早期糖尿病肾病的临床研究.济南:山东中医药大学,2005.
H379	何泽,朴春丽,黄净,等.消渴肾安胶囊干预早期糖尿病肾病尿微量白蛋白及氧化应激40 例.中国中医药现代远程教育,2015,13(4):4-6.
H380	黄延芹,徐云生.补肾活血通络法治疗早期糖尿病肾病 38 例临床观察.中医杂志,2008,49(5):421-423.
H381	李留霞.健脾补肾通络方治疗糖尿病肾病Ⅲ期 36 例疗效观察.世界中西医结合杂志,2013,8(9):921-923.
H382	林兰,倪青,高齐健,等.糖微康胶囊治疗糖尿病肾病的临床观察.中国中西医结合杂志,2000,20(11):811-814.
H383	唐爱华,周卫惠,钟金清,等.化浊益肾方对早期糖尿病肾病患者 VEGF 的影响.辽宁中医药杂志,2010,38(1):107-108.[王少柯.化浊益肾方治疗早期糖尿病肾病疗效观察及对患者血清 VEGF 的影响.南宁:广西中医药大学,2010.]
H384	唐晨光,潘勤,陈腾云,等.消渴漏微方治疗早期糖尿病肾病的临床研究.新中医,2010,42(2):41-43.
H385	唐红,李红,徐蓉娟,等.益气活血补肾法对早期糖尿病肾病血管活性物质的影响.上海中医杂志 2001,(12):19-20.

研究编码	文献
H386	王刚,郭晓玲,魏晓娜,等.糖肾合剂对早期糖尿病肾病患者尿微量白蛋白排泄率及内皮素-1和一氧化氮的影响.河北中医,2006,28(9):651-653.
H387	王会芳,张爱旗,宗克亮.益气助肾口服液治疗早期糖尿病肾病42例临床观察.河北中医,2011,33(12):1788-1790.
H388	王文红.益气补肾活血汤治疗糖尿病肾病Ⅲ期35例疗效观察.光明中医,2012,27(12):2441-2442.
H389	薛婧,白君伟,梁苹茂.六味地黄汤治疗早期糖尿病肾病36例临床观察.实用中医内科杂志,2008(2):31.
H390	薛晓彤,程益春,陈建衡.糖肾灵治疗早期糖尿病肾病临床研究.中国中医药信息杂志,2007,14(1):20-22.
H391	姚秀明.祛胰抵方治疗早期2型糖尿病肾病的临床观察及对尿CTGF的影响.哈尔滨:黑龙江中医药大学,2014.
H392	于梅,迟继铭,张岩岩,等.肾炎消白颗粒对早期糖尿病肾病患者尿白蛋白及血清TGF-β1的影响.中医药信息,2012,29(1):43-44.
H393	张秋梅.中西医结合治疗早期糖尿病肾病50例观察.实用中医药杂志,2015,31(3):211-212.
H394	赵学兰,邱召运,王金玲,等.苯那普利与黄芪当归合剂治疗糖尿病肾病临床观察.临床荟萃,2007,(2):131-132.
H395	祁燕,孙晓红.复方固肾冲剂和蒙诺片治疗老年糖尿病肾病肾虚血瘀型蛋白尿临床对比分析.大家健康(学术版),2013,7(8):58.
H396	徐英.保肾汤治疗早期糖尿病肾病32例.辽宁中医杂志,2005,32(3):213.
H397	曹松华.中西医结合治疗早期糖尿病肾病32例疗效观察.国医论坛,2010,25(6):35-36.
H398	陈彤君,徐晖.健脾通络方对早期糖尿病肾病微量白蛋白尿排泄率的影响.四川中医,2013,31(4):69-70.
H399	郭玉洁.复方丹参滴丸治疗早期糖尿病肾病的临床观察.中国民康医学,2007,19(2):117-118.
H400	安玲,董军梅,牛振霞.糖肾康胶囊治疗早期糖尿病肾病35例.世界中医药,2009,4(5):261-262.

续表

研究编码	文献
H401	陈汉礼,周茹,陆标明.金水宝胶囊合山楂消脂胶囊对早期糖尿病肾病血浆内皮素Ⅰ及C反应蛋白的影响.湖南中医药大学学报,2010,30(6):35-37.
H402	陈际连,陈晓雯,扬升杰,等.复方健胰胶囊治疗早期糖尿病肾病气阴两虚夹痰瘀型疗效观察.河北中医,2013,35(9):294-296.
H403	翟熙君.活血益肾方治疗早期糖尿病肾病临床研究.中医学报,2014,29(8):1119-1121.
H404	黄静,姜莉莉,吴军.降糖益肾胶囊治疗早期糖尿病肾病的临床研究.中国民间疗法,2006,14(6):3-4.
H405	黄静,邹彦,薛玲玲.降糖活血饮改善早期糖尿病肾病临床观察.中医药临床杂志,2007,19(5):437-439.
H406	刘香红,杨晨.补肾活血方治疗早期糖尿病肾病蛋白尿56例临床观察.中国中医基础医学杂志,2014,20(7):998-999.
H407	刘渊.益气养阴补肾活血方剂治疗早期糖尿病肾病的临床观察.光明中医,2014,29(7):1392-1394.
H408	陆继敏.健脾凉血化瘀汤治疗糖尿病肾病45例临床观察.河北中医,2015,37(3):372-374.
H409	罗崇谦,潘素滢,胡桂兴.滋肾汤治疗早期糖尿病肾病临床疗效观察.甘肃中医学院学报,2008,25(3):27-29.
H410	潘满立,王静飞,庞秀花.益气养阴活血祛湿法治疗早期糖尿病肾病的临床研究.北京中医药,2014,33(2):134-137.
H411	王宪波,桑雁,孔祥梅,等.糖肾Ⅱ号胶囊合并西药治疗非胰岛素依赖型糖尿病伴微白蛋白尿的临床观察.中国中西医结合杂志,2007,17(10):622-623.
H412	王艳丽,宋萌涵,刁建华.芪药消渴胶囊治疗早期糖尿病肾病41例.现代中医药,2013,33(4):32-34.
H413	吴松林.糖适平片联合丹蒌合剂治疗糖尿病肾病30例.现代中西医结合杂志,2003,12(10):1030-1031.
H414	杨梅,魏于虹,徐丽.六黄益津丸对糖尿病肾病及代谢多因素干预的临床研究.医学研究与教育,2009,26(3):72-73.
H415	张晶晶.糖脉康颗粒治疗早期糖尿病肾病蛋白尿的临床观察.广州:广州中医药大学,2011.

续表

研究编码	文献
H416	张文学．益肾合剂治疗糖尿病早期肾病 30 例临床观察．中国社区医师·医学专业,2010,12(18):136-137.
H417	赵郴,马中建,陈玉林,等．尿毒清颗粒对早期糖尿病肾病 68 例疗效观察．中国医学创新,2008,5(36):145-147.
H418	郑鹏哲,陈琪．健脾温肾汤治疗糖尿病肾病 40 例临床观察．浙江中医杂志,2014,49(3):185.
H419	朱银花,魏棠,刘晋熹．益气活血保肾解毒法治疗早期糖尿病肾病 30 例．中国民间疗法,2006,14(6):6-7.
H420	李军．中西医结合治疗对早期糖尿病肾病尿微量白蛋白影响的临床观察．中华中医药学刊,2007,25(6):1302-1304.
H421	唐红,李红,徐蓉娟,等．治糖保肾冲剂调控血小板衍化生长因子-β 逆转早期糖尿病肾病机制的临床研究．上海中医药杂志,2005,39(11):29-30.
H422	徐坤英．自拟芪贞六味益肾饮治疗早期糖尿病肾病的临床观察．北京中医,2006,25(8):480-481.
H423	钟成福,刘旭阳,周雪,等．小剂量螺内酯联合复方丹参滴丸治疗早期糖尿病肾病尿白蛋白的疗效观察．临床荟萃,2010,25(10):898-900.
H424	栗瑶．百令胶囊治疗早期糖尿病肾病的临床观察．中国社区医师·医学专业,2012,14(5):185.
H425	李斌．中西医结合治疗早期糖尿病肾病 20 例小结．湖南中医药导报,2004,10(7):16-17.
H426	高彦彬,吕仁和,王秀琴,等．糖肾宁治疗糖尿病肾病的临床研究．中医杂志,1997,38(2):96-99.
H427	陈化龙,沙一岭,李福东．活血化瘀法治疗糖尿病肾病 36 例临床观察．中国煤炭工业医学杂志,2008,11(5):752.
H428	陈逢春,张效科．消渴方加减联合马来酸依那普利治疗早期 DN 的疗效观察．健康导报:医学版,2014,12(19):119.
H429	彭卫华,曲强,陈建．血脂康对合并高脂血症的 2 型糖尿病患者微量蛋白尿的影响．福州总医院学报,2000,7(4):17-19.
H430	张阳,邓志斌,李萍．血脂康对合并高脂血症的 2 型糖尿病患者微量白蛋白尿的影响．中国医学研究与临床,2004,2(1):29-30.

续表

研究编码	文献
H431	赵章华．益气养阴化瘀汤对早期糖尿病肾病患者超敏 C 反应蛋白,内皮素-1和尿微量蛋白排泄率的影响．中医研究,2009(10):37-39.
H432	Ma J,Xu L,Dong J,et al. Effects of Zishentongluo in Patients. Am J Chin Med,2013,41(2):333-340.
H433	黄柳莺,张娟娟．中药肾区离子导入治疗糖尿病肾病的临床观察．中国现代药物应用,2011,5(20):52-53.
H434	戴舜珍,苏小惠．中西医结合治疗早期糖尿病肾病临床观察．辽宁中医杂志,2005,32(12):1289-1290.
H435	周兰,姚诗清,柳雯,等．芪藿复方合剂联合西药治疗糖尿病肾病Ⅲ期临床研究．安徽中医药大学学报,2015,34(22):33-36.
H436	杨福新,苏秀海,李烨．糖肾宁治疗早期糖尿病肾病临床观察．全国第六次中医糖尿病学术会议,2000:294-296.
H437	谢甦,凌湘力．糖通饮对早期糖尿病肾病尿白蛋白肌酐比值血液流变学的影响．福建中医药大学学报,2011,21(2):8-10.
H438	毛春谱,李小毅,李伟．参芪降糖颗粒对早期糖尿病肾病患者血清 TGF-β1、VEGF 的影响．第三军医大学学报,2010,32(13):1475-1476.
H439	沈晓明,江艳,徐雪根．银杏叶片辅助治疗早期糖尿病肾病疗效观察．中国医师杂志,2010,12(5):696-697.
H440	黄菊,陈风和．中药足浴辅助治疗糖尿病肾病的疗效观察．中南医学科学杂志,2013,41(6):647-649.
H441	田佳星,赵林华,周强,等．抵当汤加减治疗糖尿病肾病微量蛋白尿的回顾性分析．北京中医药大学学报·中医临床版,2012,19(6):7-10.
H442	冯兴中,姜敏,卢苇,等．固肾解毒法治疗糖尿病肾病早期的临床观察．北京中医药大学学报,2011,34(4):286-288.
H443	冯彬,唐培荣,王如．黄连素治疗早期糖尿病肾病临床疗效观察．中国当代医学,2007,6(9):72.
H444	文平凡,黄桂琼．黄连四物汤治疗早期糖尿病肾病的临床疗效观察及对血清 AGES 水平的影响．中华中医药学刊,2011,29(4):921-923.
H445	曹永芬．中药健脾保肾方治疗老年人早期糖尿病肾病的临床观察．辽宁中医杂志,2007(9):1267.

研究编码	文献
H446	白英秀．糖肾安治疗早期糖尿病肾病 60 例临床观察．光明中医,2007,22 (10):79-80.
H447	马彩云,孙西霞,翟哲．通心络胶囊联合缬沙坦胶囊治疗 2 型糖尿病肾病 125 例．现代中西医结合杂志,2010,19(22):2789-2790.
H448	马彩云,孙西霞,翟哲．缬沙坦联合通心络治疗糖尿病肾病的临床观察．中国医学创新,2009,6(22):83-84.
H449	曹和欣,何立群,侯卫国,等．糖肾宁对早中期糖尿病肾病患者蛋白尿的作用及机理研究．中华中医药学会第十九次全国中医肾病学术交流会,2006: 89-93.
H450	张丽萍,娄锡恩,高晶．娄锡恩教授治疗早期糖尿病肾病的临床经验．四川中医,2012,30(5):3-5.
H451	詹锐文,邹宁．早肾方联合卡托普利治疗早期糖尿病肾病的临床研究．河北中医,2004,(11):811-812.
H452	张惠．益气活血补肾法治疗糖尿病早期肾病 35 例．实用中医内科杂志,2010,24(4):58.
H453	孔凡俊．中西医结合治疗早期糖尿病肾病 50 例临床观察．实用中西医结合临床,2011,11(2):26-27.
H454	阳晓,阳旭．中西医结合治疗早期糖尿病肾病的疗效观察．中国实用乡村医生杂志,2004,11(11):28-29.
H455	罗苏生,泮如琴,郑翠瑛,等．补肾活血法治疗糖尿病早期肾病．浙江中医学院学报,1993,17(6):12.
H456	谢晓月．王镁教授补脾法治疗糖尿病肾病经验总结．沈阳:辽宁中医药大学,2011.
H457	宋雪娟．黄葵胶囊治疗早期糖尿病肾病的疗效观察．吉林医学,2012,33 (29):6333-6334.
H458	姜玉环,李明霞．卡托普利和血塞通胶囊治疗早期糖尿病肾病临床观察．医学创新研究,2008,5(17):150-151.
H459	许珍,王淑玲．疏肝补肾益气中药对早期糖尿病肾病患者 EI-1 及 CGRP 的影响．中国中西医结合肾病杂志,2004,5(10):609-610.
H460	朱丽光．糖尿病肾病验案三则．天津中医药,2008,25(3):253.

续表

研究编码	文献
H461	高思博.消渴肾病方治疗糖尿病肾病3期气阴两虚,痰瘀互结型的临床观察.黑龙江中医药大学,2014.
H462	徐蓉娟,唐红,胡健炜,等.益肾宝治疗肾阴亏虚型早期糖尿病肾病34例临床观察.上海中医药大学学报,1995,9(2):31-33.
H463	常淑玲.自拟益肾汤治疗早期糖尿病肾病40例临床观察.北京中医,2002,21(4):225-226.
H464	吕蕾.中西医结合治疗Ⅱ型糖尿病早期肾病30例临床疗效观察.中医药研究,1999,15(3):32-33.

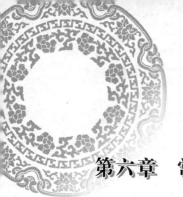

第六章 常用中药及方剂的药理研究

导语:中药及其活性成分化合物可通过减少自由基损伤、减轻炎症和肾小球系膜基质增多来改善糖尿病肾病的病情。为了阐释常用于治疗糖尿病肾病的中药及方剂的可能生物活性机制,本章整理了这些常用中药及方剂与糖尿病肾病的病理生理过程相关的作用机制的实验研究证据。

中药依赖药物所含的活性成分化合物发挥其生物学作用。源于实验研究(包括体外和体内实验)的证据有助于阐释中药改善糖尿病肾病(DKD)临床症状和体征的潜在作用机制。本章对第五章所总结的常用中药和常用方剂的DKD细胞和动物实验证据进行了整理和总结。这些源于基础实验的证据为中药治疗 DKD 临床研究中所观察到的疗效提供了合理和潜在的生物学解释。

常用中药包括:黄芪、丹参、地黄、山药、山茱萸、茯苓、川芎、大黄、当归和泽泻。常用方剂包括:冬虫夏草制剂、黄葵制剂、六味地黄丸、金匮肾气丸和补阳还五汤。

研究方法

为系统总结常用中药及其活性成分针对改善 DKD 的药理学实验证据,我们首先通过检索植物药的专著、植物药百科全书、植物药物学教材、高质量的综述以及 PubMed 数据库,确定中药所含的活性成分化合物。然后使用中药名及其化合物成分名称,检索 PubMed 数据库,获取基础实验研究的文献,并筛选出与 DKD 相关的机制研究文献。所使用的检索词包括药物名称、成分化合物名称、体内、体外和 DKD 等关键词及其同义词。如果同类研究有多篇文献,在筛选和报告结果时,选择研究设计方法科学性较好、文献引用率较高以及发表期刊影响力较大者。对所获得的文献提取相关实验数据并总结报告如下。

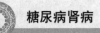

一、常用中药药理机制

（一）黄芪

黄芪含有皂苷类（黄芪皂苷）、黄酮类（槲皮素和毛蕊异黄酮）、多糖类（黄芪多糖）、氨基酸类（棕榈酸）以及甾醇类（β-谷甾醇）等多组化合物。已有学者就黄芪对 DKD 的肾脏保护作用和改善 2 型糖尿病的胰岛素抵抗进行了广泛研究。黄芪通过清除自由基显示出抗氧化作用。自由基损伤肾小球系膜细胞是 DKD 主要病理机制之一，其引起肾小球血管周围的炎症，进而导致滤过功能受损。黄芪的抗氧化功能表明它可能对 DKD 早期的氧化应激具有拮抗作用。机体持续高血压也是 DKD 的一个关键病理因素，而黄芪对血压也具有一定调节作用。

黄芪皂苷是黄芪主要的成分，研究者对其进行了一系列的细胞和动物实验研究。研究表明，黄芪皂苷能减少高糖刺激诱导的肾小球系膜细胞的增殖。持续的高糖刺激是 DKD 的关键病理因素之一，作者认为黄芪皂苷可抑制高糖刺激诱导的细胞增殖和细胞外基质蛋白表达，具有预防与治疗 DKD 的可观前景。对于氧化应激所引发的足细胞结构受损和肾小球滤过屏障损伤（临床表现为蛋白尿），研究显示黄芪甲苷（即黄芪皂苷 IV）可改善腹腔注射链脲佐菌素（STZ）诱导的 DKD 大鼠模型的足细胞损伤和功能障碍，减少尿蛋白和尿白蛋白排泄，并降低血糖水平。此外有研究显示，黄芪甲苷亦可降低血糖，减轻 STZ 诱导的 DKD 大鼠的肾脏肥大增生、氧化应激水平和早期肾小球系膜细胞增殖和肾小球基底膜增厚。

一项 STZ 诱导的糖尿病大鼠研究显示，与对照组相比，黄酮类的槲皮素可减轻肾功能损伤和通过降低脂质过氧化和提高超氧化物歧化酶（SOD）和过氧化氢酶的活性来减轻氧化应激水平。该研究提示槲皮素的肾脏保护作用可能基于其抗氧化效应。槲皮素对体外高糖刺激诱导的人肾小球细胞增殖亦具有抑制作用。该研究结果提示槲皮素的抗氧化活性是通过核因子 kB（NF-κB）信号通路所介导。另一个主要的黄酮类化合物——毛蕊异黄酮，也具有抑制高糖诱导鼠肾小球系膜细胞增殖的作用。

针对黄芪全提取物的实验发现,黄芪全提取物对 STZ 诱导的糖尿病大鼠也具有抗氧化活性。氧化应激标记物(丙二醛,MDA)和细胞因子(肿瘤坏死因子 α,TNF-因子)表达均有所降低,而抗氧化的 SOD 活性则显著升高,表明黄芪全提取物可能通过减轻氧化应激水平进而缓解肾脏损伤。

综上,黄芪的单个活性成分及其全提取物的生物学活性均提示黄芪具有预防、治疗 DKD 及延缓疾病进展的潜力。

(二) 丹参

丹参的活性成分包括二萜(丹参酮)、酚酸(丹参酚酸,熊果酸)、类黄酮和甾醇等化合物。基于 STZ 诱导的糖尿病大鼠研究结果显示,丹参全提取物具有抑制肾小球硬化和肾小管纤维化以及通过降低活性氧自由基(ROS)、MDA 和促炎症因子(TNF-α、IL-1β 和 IL-6)的水平,从而减轻氧化应激和炎症损伤。

DKD 的炎症反应可由转化生长因子 β(TGF-β)介导和促发。研究显示,丹参酮 A 可抑制肾小球系膜细胞和 DKD 大鼠中 TGF-β 的表达、抑制肾脏肥大和减少尿蛋白排泄。丹参酮 ⅡA 亦可通过抑制肾脏肥大、减少尿蛋白排泄和减少促炎症介质产生(如晚期糖基化产物 AGEs,血管紧张素 Ⅱ 和 TGF-β)显示出肾脏保护的作用。

此外,丹参的另一提取物——丹参酚酸亦具有抗氧化活性。在 STZ 诱导的糖尿病小鼠模型中,丹参酚酸 A 通过减轻氧化应激、降低 NF-κB 和核因子 E2 相关因子 2(Nrf2,一个调控氧化应激表达的蛋白)的表达而减轻大血管和肾脏的损伤。其他酚酸类,如熊果酸和迷迭香酸,也可通过减轻 STZ 诱导的糖尿病大鼠的炎症和氧化应激水平,减少尿白蛋白排泄,以预防肾脏发生生化内环境和组织病理学的变化。心血管实验研究显示丹参可抑制血管紧张素转换酶(ACE)活性和降低血压,可能是改善 DKD 患者肾脏高灌注状态的潜在机制。

(三) 地黄

地黄的活性成分包括糖苷类(地黄苷和梓醇)、腺苷类、有机酸类和甾醇类等化合物。梓醇可改善小鼠的胰岛素抵抗和降低糖化血清蛋白、胰岛素、甘油三酯和总胆固醇水平。这对糖尿病的调节具有重要意义,因为血循环中持续高浓度胰岛素会增加肾小球内压力,从而引起肾小球系膜扩张和肾小球滤过功能损伤。梓醇降低空腹血糖水平的作用机制可能是通过改善骨骼肌细胞中线粒体的功能而实现的。此外,梓醇还可改善 STZ 糖尿病大鼠的肾功能和减轻其病理改变,提示其可用于预防 DKD 的发生。另有研究显示,地黄联合山茱萸对 db/db 糖尿病肾损伤小鼠具有肾脏保护作用,可降低血清胰岛素水平、减轻肾小球系膜细胞和足细胞的病理性结构改变。

有研究基于 STZ 糖尿病大鼠,对比了二甲双胍与地黄醇提物的疗效,结果提示二甲双胍在降低血糖方面优于地黄醇提物,但对于降低 C 反应蛋白的作用,地黄醇提物的效果更为显著,提示其可有效减轻糖尿病引发的炎症损伤和氧化应激反应。在另一项研究中,地黄干浸膏提取物减少了高血糖大鼠肾组织的病理损伤程度,该研究认为地黄可抑制 DKD 的进展。

(四) 山药

山药含的主要活性成分包括皂苷类(薯蓣皂苷元和薯蓣皂苷)、酚类(儿茶酚胺)、多糖类和甾醇类等化合物。

薯蓣皂苷元对 STZ 诱导的糖尿病大鼠肾损伤具有保护作用。薯蓣皂苷元可降低血糖水平,并通过减少脂质过氧化、增加内源性抗氧化物从而改善氧化应激水平,并具有抗炎活性,从而发挥肾脏保护作用。尿囊素是另一种从山药中分离提取出来的化合物,其结构与降糖药二甲双胍相似。给 STZ 诱导的糖尿病大鼠灌喂尿囊素后,尿囊素可激活影响骨骼肌的咪唑啉 I-2 受体,提高胰岛素敏感性,从而降低血糖水平。尿囊素与薯蓣皂苷元可协同增强胰岛素敏感性和减少糖尿病并发症的发生。

薯蓣皂苷也具有减轻炎症、减轻肾损伤的作用。在脂多糖(LPS)诱导的肾损伤大鼠和小鼠模型以及 LPS 体外刺激的大鼠肾小管上皮细胞(NRK-52E 细胞)和人肾小管上皮细胞(HK-2 细胞)实验中,薯蓣皂苷通过抑制炎症、氧化应激和细胞凋亡来改善肾损伤的情况。山药全提取物可清除 ROS,具有广泛的抗氧化活性。虽然目前尚没有使用 DKD 动物模型来研究其作用机制的实验研究,但从以上研究结果来看,薯蓣皂苷和山药全提取物似乎可通过减少氧化应激(减轻炎症性肾损伤)而发挥其治疗作用。

(五) 山茱萸

山茱萸中的主要活性成分包括异丁醇,糖苷(马钱苷、山茱萸苷、莫诺苷），单宁（异诃子素、特里马素）和酚类（熊果酸，齐墩果酸）等化合物。

山茱萸全提取物及其成分化合物（如马钱苷）可降低葡萄糖刺激下肾小球系膜细胞胶原Ⅳ、纤连蛋白和 IL-6 的表达。与普通 STZ 糖尿病大鼠相比，接受山茱萸处理的大鼠可通过刺激促进过氧化物酶体增殖物激活受体-γ（PPARγ）的表达，使尿白蛋白、血肌酐、总胆固醇和甘油三酯水平下降，氧化应激水平降低。另有研究显示，山茱萸水提物通过恢复 db/db 糖尿病小鼠肾组织的抗氧化酶防御系统和清除活性分子来降低氧化应激，包括降低黄嘌呤氧化酶、过氧化氢酶和谷胱甘肽 S-转移酶的活性、增强 SOD 的活性以及下调 eNOS 的 mRNA 在肾脏的表达。从山茱萸中分离出来的莫诺苷也可通过下调 NF-κB、环氧合酶-2（COX-2）和诱导型一氧化氮合酶（iNOS）的表达来抑制 ROS 和脂质过氧化反应。从山茱萸中分离出来的总三萜酸也可减轻氧化应激和下调 TGF-β1 的表达。总之，山茱萸似乎具有广泛的抗氧化应激作用。

向体外培养的高葡萄糖刺激下人肾小管上皮细胞（HK-2 细胞）中添加马钱苷，可减少结缔组织生长因子（CTGF，DKD 的一个替代指标）的表达。给 STZ 诱导的糖尿病大鼠模型灌喂马钱苷，其肾功能有所改善。马钱苷可有效降低 CTGF 水平，提示其在早期 DKD 中，可能具有肾脏保护作用。多个研究结果显示，酚类（如熊果酸和齐墩果酸）可通过减少氧化应激和内质网应激而起到肾脏保护作用。在 STZ 诱导的糖尿病小鼠模型中，齐墩果酸可通过改变足细胞之间的裂孔大小、足细胞完整性和基底膜厚度以及显著降低肾脏的氧化应激水平来抑制肾脏病的发生。另一项研究显示，熊果酸和齐墩果酸可降低糖尿病小鼠肾脏醛糖还原酶和山梨醇脱氢酶水平（醛糖还原酶和山梨醇脱氢酶在高血糖、氧化应激以及晚期肾脏疾病状态下会积聚升高）。

（六）茯苓

茯苓含有三萜、多糖、氨基酸和有机酸等化合物，具有抗炎、调节免疫和抗肿瘤作用。目前针对 DKD 已知生化通路的相关实验研究仍较少。但有研究显示，茯苓及其活性成分，如三萜类的去氢土莫酸、松苓新酸和茯苓酸均可通过提高小鼠的胰岛素敏感性来降低血糖水平。其中，松苓新酸具有胰岛素增敏剂样作用，可降低肥胖高血糖小鼠的血糖水平，表明其具有治疗胰岛素抵抗的前景。茯苓的复合萜类化合物可降低血糖、胰岛素、甘油三酯和炎症细胞因子水平,包括单核细胞趋化蛋白-1(MCP-1)和 TNF-α 的水平。此外,茯苓还可以提高抗炎症因子(如脂联素)的水平。

腺嘌呤诱导的慢性肾脏病模型的体外实验结果显示,茯苓具有抗纤维化的肾脏保护作用,可通过调节在慢性肾脏病中常见的溶血卵磷脂(18∶0)、二十四碳六烯酸、溶血卵磷脂(18∶2)、肌酐、溶血卵磷脂(16∶0)和溶血蛋白(22∶0/0∶0)等生物标志物来逆转肾损伤。在 STZ 诱导的糖尿病小鼠模型中,麦角甾醇可显著降低血糖和尿酸、肌酐、甘油三酯及总胆固醇等生化指标。此外,麦角甾醇还减轻了糖尿病小鼠的肾脏病理变化。研究显示麦角甾醇的肾脏保护作用是通过抑制 PI3K/Akt/NF-κB 通路实现的。

(七) 川芎

目前,已经从川芎中分离鉴定出包括苯酞(藁本内酯)、酚类(苯丙素)、多糖、甾醇和氨基酸等多种化合物。最近一项综述报道,咖啡酸和阿魏酸等酚类化合物具有减少肾毒性和减轻氧化损伤的作用。在 STZ 诱导的糖尿病大鼠模型中,咖啡酸可通过促进葡萄糖的利用和提高冠状动脉血流速度以降低血浆血糖浓度。虽然该实验没有检测肾脏组织,但是这些研究结果表明咖啡酸可能对 DKD 具有以下治疗作用:减轻高水平循环胰岛素导致的氧化应激和肾小球内高压状态。

另一种酚类,阿魏酸,可减轻高血压大鼠的心脏和肾脏纤维化程度,使其收缩压显著降低,同时也使肾脏炎症细胞积聚和胶原沉积减少。阿魏酸还可减轻 STZ 糖尿病大鼠的脂质过氧化和自由基损伤。在肥胖糖尿病大鼠模型的实验中得到与 STZ 糖尿病大鼠实验相似的结果,均提示阿魏酸可减轻氧化应激水平。阿魏酸还可改善 DKD 主要的组织病理学改变:降低肾小球基底膜厚度、肾小球体积和减轻肾小球系膜基质扩张。这些研究结果表明,阿魏酸具有干预糖尿病引起肾脏损伤过程中的关键因素——高血压和自由基损伤的作用。

(八) 大黄

大黄含有蒽醌、糖苷、单宁、挥发油和有机酸等化合物。其活性成分中的蒽醌(如大黄酸和大黄素)和酚酸(如没食子酸和阿魏酸),具有减轻氧化应激和炎症、抑制纤连蛋白生成、减少细胞外基质沉积和预防肾脏纤维化等组织学改变的肾脏保护作用。大黄酸在肥胖小鼠模型中还显示出抗高血糖效应和降脂活性。在体外培养的大鼠肾小球系膜细胞实验中,大黄酸可上调 TGF-βa 和 p21 的表达从而减少细胞肥大和细胞外基质合成。

体内和体外实验均显示,大黄酸与从丹参中分离的丹参素联合使用时具有肾脏保护的协同作用。5/6 肾切除慢性肾损伤大鼠模型经大黄酸和丹参素干预后,其肾功能和肾脏供血情况均有改善,且炎症细胞因子、黏附分子的表达以及细胞凋亡和间质纤维化均受到一定程度的抑制。表明联合使用这两种化合物对慢性肾脏病可能具有肾脏保护作用。

大黄素(大黄中分离的另一种蒽醌化合物)具有与大黄酸类似的作用,包括降低肥胖小鼠的血糖水平和改善葡萄糖耐量(机体对血糖浓度的调节能力)。在体外培养的人胚胎肾细胞(HEK293)实验中,大黄素可通过清除自由基且不通过降低细胞活力的方式来减轻氧化应激,以此达到肾脏保护作用。在 STZ 诱导的糖尿病大鼠实验中,大黄素可抑制 p38MAPK 通路的激活并下调纤连蛋白的表达,从而延缓肾脏功能的进行性损伤。

系列实验研究结果显示,大黄提取物具有抗纤维化等肾脏保护作用。大黄可改善纤维化和炎症等肾功能和肾脏组织病理学异常。大黄醇提物、土大黄苷和没食子酸均具有抗糖尿病的功效。大黄醇提物可提高 L6 分化大鼠肌管中葡萄糖转运的活性。土大黄苷等大黄提取物可降低 KK/Ay2 型糖尿病小鼠血糖和胰岛素水平,提高糖耐量,同时可降低甘油三酯、胆固醇、低密度脂蛋白和非酯化游离脂肪酸的水平。没食子酸可通过部分激活 PPARγ 来减轻高脂饮食喂养联合 STZ 诱导的 2 型糖尿病大鼠的胰岛素抵抗,并通过 PI3K/p-Akt 信号通路中葡萄糖转运蛋白 4(GLUT4)的易位和活化增强葡萄糖摄取。综上,这些研究结果表明大黄及其活性成分在 DKD 疾病进展过程中在胰岛素调节、减轻炎症和氧化应激等环节可能发挥重要作用。

（九）当归

目前已从当归中分离鉴定出 70 余种化合物,包括苯酞类、挥发油类(香芹酚)、脂肪酸类(油酸)、氨基酸类、多糖类和甾醇类(β-谷甾醇)等。

在 STZ 诱导的糖尿病小鼠模型中,给予当归多糖干预后,血糖、胆固醇、甘油三酯和炎性因子(IL-6 和 TNF-α)水平均有所下降,研究者认为当归多糖的降糖、降血脂作用与其改善胰岛素抵抗的作用有关。香芹酚(从当归中提取的挥发油)在大鼠和小鼠实验中也显示具有抗糖尿病和抗高血糖的作用。香芹酚的这些作用并非与改善胰岛素抵抗直接相关,似乎是通过降低丙氨酸氨基转移酶、天冬氨酸转氨酶和乳酸脱氢酶以及血糖和胆固醇而显示其抗氧化活性的。

除了抗糖尿病作用,当归在 DKD 动物实验中还显示了肾脏保护作用。在 STZ 诱导的糖尿病大鼠实验中,日本品种的当归(Angelica acutiloba)显示了降低血糖水平、减少尿白蛋白排泄和肾小球系膜细胞系基质扩张以及提高肌酐清除率等抗糖尿病和减轻肾损伤的作用。另一种从当归分离的化合物——异丁香酚,具有抗氧化等抗糖尿病和肾脏保护的作用。在 STZ 糖尿病大鼠模型中,给予异丁香酚干预后,其脂质过氧化反应减弱、氧化型谷胱甘肽减少,有效的逆转了氧化应激反应。琥珀酸同样也具有抗氧化作用。STZ 糖尿病大鼠经琥珀酸干预后,血糖和胰岛素水平均下降,且其效果与二甲双胍干预组相近。此外,琥珀酸组大鼠的血清和组织的脂质也有所减少,脂质过氧化反应有所减弱,提示琥珀酸对于糖尿病具有额外的抗氧化作用。

(十) 泽泻

泽泻含有三萜类(泽泻醇)、倍半萜类(泽泻薁醇)、氨基酸和脂肪酸等化合物。目前已发表的研究主要针对泽泻醇等三萜类化合物的抗肿瘤和减轻肝毒性方面的作用。但泽泻及其活性成分在糖尿病或 DKD 方面的研究仍较少。

在体外实验中,泽泻显示出抑制葡萄糖的吸收、刺激成纤维细胞和脂肪细胞对葡萄糖的摄取的抗糖尿病作用。此外,泽泻可降低 STZ 诱导的糖尿病小鼠的血糖和甘油三酯水平,并提高胰岛素水平。不过尚未有其他后续实验对泽泻的抗糖尿病作用进行深入研究,尚未能阐明它对糖尿病和 DKD 全部功效。

二、常用中药方剂药理机制

冬虫夏草制剂(发酵冬虫夏草菌丝)是临床试验中常用的一个单方。冬虫夏草中含有氨基酸(天冬氨酸、谷氨酸、丝氨酸、组氨酸)、脂肪酸(油酸)和甾醇(β-谷甾醇)等化合物。研究显示冬虫夏草提取物具有抗糖尿病作用。冬虫夏草在降低饮食及 STZ 诱导的糖尿病大鼠模型的血糖水平(通过促进葡萄糖代谢)、血脂水平和自由基(使 SOD 和谷胱甘肽过氧化物酶水平恢复正常)等方面和二甲双胍的效果相近。STZ 诱导的糖尿病大鼠,经冬虫夏草干预后,其胆固醇、甘油三酯和肌酐水平均恢复正常,尿白蛋白消失,同时还能调节炎症因子和氧化酶,可能通过上述多种途径发挥肾脏保护作用。

黄葵制剂(黄蜀葵花)是临床试验中另一个常用的单方。目前,已从黄蜀葵中分离出 20 余种生物活性成分,包括黄酮类、多糖类、鞣酸类以及长链炔类等化合物。黄蜀葵的总黄酮苷可明显降低 STZ 诱导的 DKD 大鼠尿微量白蛋白肌酐比(ACR)和 24 小时尿蛋白总量,总黄酮苷中主要活性成分——金丝桃苷可显著减少 AGEs 诱导的大鼠足细胞的凋亡。黄蜀葵全提取物可降低单侧肾脏切除联合 STZ 诱导的 DKD 大鼠的肾脏重量、尿白蛋白、血尿素氮以及血尿酸水平;通过减少肾小球细胞数和细胞外基质增多而减轻肾脏纤维化,且其效果优于 α-硫辛酸;降低 MDA、8-羟基-2′-脱氧鸟苷(8-OHdG)、总超氧化物歧化酶(T-SOD)和 NADPH 氧化酶(NOX4)等氧化应激指标,而效果与 α-硫辛酸相近。黄蜀葵全提取物的抗纤维化和抗氧化应激等肾脏保护作用可能是通过下调 p-p38MAPK 和 p-Akt 通路的活性以及下调 TGF-β1 和 TNF-α 的表达而实现的。但两个研究均未见黄蜀葵及其活性成分对血糖有调节作用。

六味地黄丸,由地黄、山茱萸、山药、茯苓、牡丹皮和泽泻组方而成。研究显示,六味地黄丸可降低饮食和小剂量 STZ 诱导的 2 型糖尿病大鼠的空腹血糖和胰岛素水平,改善胰岛素抵抗。在 DKD 模型大鼠实验中,六味地黄丸减味方(去山茱萸)可降低血肌酐和尿白蛋白水平,且有轻度的降糖效应;同时该方也降低了高羟脯氨酸水平从而改善了肾小球系膜扩张(DKD 主要病理改变之一)。此外,研究发现,该方醇提物的效果优于其水提物。

金匮肾气丸,由附子、桂枝、地黄、山茱萸、山药、茯苓、牡丹皮和泽泻组方而成,同样具有抗纤维化和抗细胞凋亡的作用。高糖高脂饮食诱导的 DKD 大鼠模型中,经金匮肾气丸溶液干预后,大鼠的血糖、尿白蛋白排泄率(AER)均有所降低,且通过降低血清 CTGF 和 TGF-β1 从而抑制了肾脏纤维化,提高肾脏组织胰岛素样生长因子-1 的水平(insulin-like growth factor-1, IGF-1)使 NO

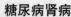

分泌增加,并降低了血浆内皮素(endothelin,ET)水平,缓解了肾脏血管压力,预防和延缓了肾小球硬化的发生。另外,金匮肾气丸还能通过调节饮食和STZ诱导的糖尿病大鼠的细胞凋亡调节基因 Bax 和 Bcl-2 的表达而起到抑制肾脏细胞凋亡的作用。

补阳还五汤,由黄芪、当归、赤芍、地龙、川芎、红花和桃仁组方而成,具有抗氧化应激、抗炎等肾脏保护作用。饮食联合小剂量 STZ 诱导 2 型糖尿病气虚血瘀证大鼠模型,经补阳还五汤处理后,其血糖、尿蛋白总量和 AER、NO 和 TNF-α 水平均下降,胰岛素抵抗状态得以改善;同时肾小球系膜细胞分泌的血管细胞黏附分子-1(VCAM-1)和细胞间黏附分子-1(ICAM-1)蛋白表达下调,肾小管上皮细胞损伤减轻。

其他复方如当归芍药散、黄芪当归汤、五苓散和当归补血汤等均显示具有抗糖尿病的潜力。系列研究显示了他们的抗氧化和抗炎作用可能延缓包括DKD 等糖尿病并发症的进展。

三、常用中药及方剂药理机制总结

DKD 的发病机制,尤其是氧化应激在糖尿病并发症的发生和发展中起着核心作用。实验研究表明,DKD 临床试验中常用的中药对该病的关键病理改变具有有效的抑制作用,如减轻氧化应激、自由基损伤、炎症反应、肾小球系膜扩张和肾脏纤维化等。因此,中药及其活性成分化合物的生物学活性对改善糖尿病和 DKD 的病情可能起到重要预防和治疗作用。

参 考 文 献

1. Zhou J, Xie G, Yan X. Encyclopaedia of Traditional Chinese Medicine: molecular structures, pharmacological activities, natural sources and applications. Berlin: Springer, 2011.

2. Bensky D, Clavey S, Stoger E. Chinese herbal medicine: materia medica. 3rd ed. Seattle: Eastland Press, 2004.

3. Fu J, Wang Z, Huang L, et al. Review of the botanical characteristics, phytochemistry, and pharmacology of Astragalus membranaceus(Huangqi). Phytotherapy research, 2014, 28(9):

1275-1283.

4. Zhang J, Xie X, Li C, et al. Systematic review of the renal protective effect of Astragalus membranaceus(root) on diabetic nephropathy in animal models. J Ethnopharmacol, 2009, 126: 189-196.

5. 刘洪凤,郭新民,王桂云,等.黄芪多糖对 2-DM 胰岛素抵抗大鼠血糖及血脂的影响.牡丹江医学院学报,200,28(5):18-20.

6. Chen C, Zu Y, Fu Y, et al. Preparation and antioxidant activity of Radix Astragali residues extracts rich in calycosin and formononetin. Biocheml Eng J, 2011, 56(1):84-93.

7. 陈治奎,胡申江,夏强,等.黄芪对自发性高血压大鼠的抗高血压效应及其机制的初步研究.中国实验诊断学,2008,12(6):705-706.

8. Chen X, Wang D, Wei T, et al. Effects of astragalosides from Radix Astragali on high glucose-induced proliferation and extracellular matrix accumulation in glomerular mesangial cells. Exp Ther Med, 2016, 11:2561-2566.

9. Li J, Kwak S, Jung D, et al. Podocyte biology in diabetic nephropathy. Kidney International, 2007, 72:S36-S42.

10. Chen J, Chen Y, Luo Y, et al. Astragaloside Ⅳ ameliorates diabetic nephropathy involving protection of podocytes in streptozotocin induced diabetic rats. Eur J Pharmacol, 2014, 736: 86-94.

11. Lu W, Li S, Guo W, et al. Effects of Astragaloside Ⅳ on diabetic nephropathy in rats. Genet Mol Res, 2015, 14(2):5427-5434.

12. Yin X, Zhang Y, Wu H, et al. Protective effects of Astragalus saponin I on early stage of diabetic nephropathy in rats. J Pharmacol Sci, 2004, 95:256-266.

13. Anjaneyulu M, Chopra K. Quercetin, an anti-oxidant bioflavonoid, attenuates diabetic nephropathy in rats. Clin Exp Pharmacol Physiol, 2004, 31:244-248.

14. Chen P, Shi Q, Xu X, et al. Quercetin suppresses NF-kappaB and MCP-1 expression in a high glucose-induced human mesangial cell proliferation model. Int J Mol Med, 2012, 30:119-125.

15. Tang D, He B, Zheng Z, et al. Inhibitory effects of two major isoflavonoids in Radix Astragali on high glucose-induced mesangial cells proliferation and AGEs-induced endothelial cells apoptosis. Planta Med, 2011, 77(7):729-732.

16. Gao Y, Zhang R, Li J, et al. Radix Astragali lowers kidney oxidative stress in diabetic rats treated with insulin. Endocrine, 2012, 42(3):592-598.

17. Xu L,Shen P,Bi Y,et al.Danshen injection ameliorates STZ-induced diabetic nephropathy in association with suppression of oxidative stress,pro-inflammatory factors and fibrosis.Int Immunopharmacol,2016,38:385-394.

18. Lee S,Kim Y,Lee S,Lee B.The protective effect of Salvia miltiorrhiza in an animal model of early experimentally induced diabetic nephropathy.J Ethnopharmacol,2011,137:1409-1414.

19. Zhu Y,Usui H,Sharma K.Regulation of transforming growth factor β in diabetic nephropathy:implications for treatment.Semin Nephrol,2007,27(2):153-160.

20. Chen G,Zhang X,Li C,et al.Role of the TGFbeta/p65 pathway in tanshinone A-treated HBZY-1 cells.Mol Med Rep,2014,10:2471-2476.

21. Kim S,Jung K,Lee B.Protective effect of Tanshinone ⅡA on the early stage of experimental diabetic nephropathy.Biol Pharm Bull,2009,32(2):220-224.

22. Ho J,Hong C.Salvianolic acids:small compounds with multiple mechanisms for cardiovascular protection.J Biomed Sci,2011,18:30.

23. Wu P,Yan Y,Ma L,et al.Effects of the Nrf2 modulator salvianolic acid a alone or combined with metformin on diabetes-associated macrovascular and renal injury.J Biol Chem,2016,291(42):22288-22301.

24. Ling C,Jinping L,Xia L,et al.Ursolic Acid provides kidney protection in diabetic rats.Curr Ther Res Clin Exp,2013,75:59-63.

25. Jiang W,Xu Y,Zhang S,et al.Effect of rosmarinic acid on experimental diabetic nephropathy.Basic Clin Pharmacol Toxicol,2012,110:390-395.

26. Adams J,Wang R,Yang J,et al.Preclinical and clinical examinations of Salvia miltiorrhiza and its tanshinones in ischemic conditions.Chin Med,2006,1:3.

27. Bao Q,Shen X,Qian L,et al.Anti-diabetic activities of catalpol in db/db mice.Korean J Physiol Pharmacol,2016,20(2):153-160.

28. Li X,Xu Z,Jiang Z,et al.Hypoglycemic effect of catalpol on high-fat diet/streptozotocin-induced diabetic mice by increasing skeletal muscle mitochondrial biogenesis.Acta Biochim Biophys Sin(Shanghai),2014,46(9):738-748.

29. Dong Z,Chen C.Effect of catalpol on diabetic nephropathy in rats.Phytomedicine,2013,20:1023-1029.

30. Lv X,Dai G,Lv G,et al.Synergistic interaction of effective parts in Rehmanniae Radix and Cornus officinalis ameliorates renal injury in C57BL/KsJ-db/db diabetic mice:Involvement

of suppression of AGEs/RAGE/SphK1 signaling pathway. J Ethnopharmacol, 2016, 185: 110-119.

31. Waisundara V, Huang M, Hsu A, et al. Characterization of the anti-diabetic and antioxidant effects of rehmannia glutinosa in streptozotocin-induced diabetic Wistar rats. Am J Chin Med, 2008, 36(6): 1083-1104.

32. Yokozawa T, Kim H, Yamabe N. Amelioration of diabetic nephropathy by dried Rehmanniae Radix(Di Huang) extract. Am J Chin Med, 2004, 32(6): 829-839.

33. Kanchan D, Somani G, Peshattiwar V, et al. Renoprotective effect of diosgenin in streptozotocin induced diabetic rats. Pharmacol Rep, 2016, 68: 370-377.

34. Lin K, Yeh L, Chen L, et al. Plasma glucose-lowering action of allantoin is induced by activation of imidazoline I-2 receptors in streptozotocin-induced diabetic rats. Horm Metab Res, 2012, 44(1): 41-46.

35. Qi M, Yin L, Xu L, et al. Dioscin alleviates lipopolysaccharide-induced inflammatory kidney injury via the microRNA let-7i/TLR4/MyD88 signaling pathway. Pharmacol Res, 2016, 111: 509-522.

36. Liu Y, Li H, Fan Y, et al. Antioxidant and antitumor activities of the extracts from Chinese Yam(dioscorea opposite thunb.) flesh and peel and the effective compounds. Journal of Food Science, 2016, 81(6): H1553-H1564.

37. Ma W, Wang K, Cheng C, et al. Bioactive compounds from Cornus officinalis fruits and their effects on diabetic nephropathy. J Ethnopharmacol, 2014, 153: 840-845.

38. Gao D, Li Q, Gao Z, et al. Antidiabetic effects of Corni Fructus extract in streptozotocin-induced diabetic rats. Yonsei Med J, 2012, 53(4): 691-700.

39. Kim H, Kim B, Kim Y. Antioxidative action of corni fructus aqueous extract on kidneys of diabetic mice. Toxicol Res, 2011, 27(1): 37-41.

40. Park C, Noh J, Tanaka T, et al. Effects of morroniside isolated from Corni Fructus on renal lipids and inflammation in type 2 diabetic mice. J Pharm Pharmacol, 2010, 62: 374-380.

41. Qi M, Xie G, Chen K, et al. Total triterpene acids, isolated from Corni Fructus, ameliorate progression of renal damage in streptozotocin-induced diabetic rats. Chin J Integr Med, 2014, 20(6): 456-461.

42. Jiang W, Zhang S, Hou J, et al. Effect of loganin on experimental diabetic nephropathy. Phytomedicine, 2012, 19: 217-222.

43. Lee E, Kim H, Kang J, et al. Oleanolic acid and N-acetylcysteine ameliorate diabetic nephropathy through reduction of oxidative stress and endoplasmic reticulum stress in a type 2 diabetic rat model. Nephrol Dial Transplant, 2016, 31:391-400.

44. Zhou Y, Li J, Zhang X, et al. Ursolic acid inhibits early lesions of diabetic nephropathy. Int J Mol Med, 2010, 26(4):565-570.

45. Dubey V, Patil C, Kamble S, et al. Oleanolic acid prevents progression of streptozotocin induced diabetic nephropathy and protects renal microstructures in Sprague Dawley rats. J Pharmacol Pharmacother, 2013, 4(1):47-52.

46. Wang Z, Hsu C, Huang C, et al. Anti-glycative effects of oleanolic acid and ursolic acid in kidney of diabetic mice. Eur J Pharmacol, 2010, 628:255-260.

47. Rios J. Chemical constituents and pharmacological properties of Poria cocos. Planta medica, 2011, 77(7):681-691.

48. Li T, Hou C, Chang C, et al. Anti-hyperglycemic properties of crude extract and triterpenes from Poria cocos. Evid Based Complement Alternat Med, 2011:128402.

49. Sato M, Tai T, Nunoura Y, et al. Dehydrotrametenolic acid induces preadipocyte differentiation and sensitizes animal models of noninsulin-dependent diabetesmellitus to insulin. Biol Pharm Bull, 2002, 25(1):81-86.

50. Kang M, Hirai S, Goto T, et al. Dehydroabietic acid, a diterpene, improves diabetes and hyperlipidemia in obese diabetic KK-Ay mice. Biofactors, 2009, 35(5):442-448.

51. Zhao Y, Feng Y, Bai X, et al. Ultra performance liquid chromatography-based metabonomic study of therapeutic effect of the surface layer of Poria cocos on adenine-induced chronic kidney disease provides new insight into anti-fibrosis mechanism. PLoS One, 2013, 8(3):e59617.

52. Ang L, Yuguang L, Liying W, et al. Ergosterol Alleviates Kidney Injury in Streptozotocin-Induced Diabetic Mice. Evid Based Complement Alternat Med, 2015:691594.

53. Akyol S, Ugurcu V, Altuntas A, et al. Caffeic acid phenethyl ester as a protective agent against nephrotoxicity and/or oxidative kidney damage: a detailed systematic review. ScientificWorldJournal, 2014:561971.

54. Ho Y, Chen W, Chi T, et al. Caffeic acid phenethyl amide improves glucose homeostasis and attenuates the progression of vascular dysfunction in Streptozotocin-induced diabetic rats. Cardiovasc Diabetol, 2013, 12:99.

136

55. Alam M,Sernia C,Brown L.Ferulic acid improves cardiovascular and kidney structure and function in hypertensive rats.J Cardiovasc Pharmacol,2013,61(3):240-249.

56. Balasubashini M,Rukkumani R,Viswanathan P,et al.Ferulic acid alleviates lipid peroxidation in diabetic rats.Phytother Res,2004,18:310-314.

57. Choi R,Kim B,Naowaboot J,et al.Effects of ferulic acid on diabetic nephropathy in a rat model of type 2 diabetes.Exp Mol Med,2011,43(12):676-683.

58. Zeng C,Liu X,Chen G,et al.The molecular mechanism of rhein in diabetic nephropathy.Evid Based Complement Alternat Med,2014:487097.

59. Ahad A,Ahsan H,Mujeeb M,et al.Gallic acid ameliorates renal functions by inhibiting the activation of p38 MAPK in experimentally induced type 2 diabetic rats and cultured rat proximal tubular epithelial cells.Chem Biol Interact,2015,240:292-303.

60. Punithavathi V,Prince P,Kumar R,et al.Antihyperglycaemic,antilipid peroxidative and antioxidant effects of gallic acid on streptozotocin induced diabetic Wistar rats. Eur J Pharmacol,2011,650:465-471.

61. 郭啸华,刘志红,彭艾,等.大黄酸对 2 型糖尿病大鼠疗效观察.中华肾脏病杂志,2002,18(4):280-284.

62. Zheng J,Zhu J,Li L,et al.Rhein reverses the diabetic phenotype of mesangial cells over-expressing the glucose transporter(GLUT1)by inhibiting the hexosamine pathway.Br J Pharmacol,2008,153:1456-1464.

63. Guan Y,Wu X,Duan J,et al.Effects and Mechanism of Combination of Rhein and Danshensu in the Treatment of Chronic Kidney Disease.Am J Chin Med,2015,43(7):1381-1400.

64. Wang Y,Huang S,Feng Y,et al.Emodin,an 11beta-hydroxysteroid dehydrogenase type 1 inhibitor,regulates adipocyte function in vitro and exerts anti-diabetic effect in ob/ob mice. Acta Pharmacol Sin,2012,33(9):1195-1203.

65. Waly M,Ali B,Al-Lawati I,et al.Protective effects of emodin against cisplatin-induced oxidative stress in cultured human kidney(HEK 293)cells.J Appl Toxicol,2012,33:626-630.

66. Wang J,Huang H,Liu P,et al.Inhibition of phosphorylation of p38 MAPK involved in the protection of nephropathy by emodin in diabetic rats. Eur J Pharmacol, 2006, 553(1-3):297-303.

67. Zhang Z,Wei F,Vaziri N,et al.Metabolomics insights into chronic kidney disease and modulatory effect of rhubarb against tubulointerstitial fibrosis.Sci Rep,2015,5:14472.

68. Lee M,Sohn C.Anti-diabetic properties of chrysophanol and its glucoside from rhubarb rhizome.Biol Pharm Bull,2008,31(11):2154-2157.

69. Chen J,Ma M,Lu Y,et al.Rhaponticin from rhubarb rhizomes alleviates liver steatosis and improves blood glucose and lipid profiles in KK/Ay diabetic mice.Planta Med,2009,75(5):472-477.

70. Gandhi G,Jothi G,Antony P,et al.Gallic acid attenuates high-fat diet fed-streptozotocin-induced insulin resistance via partial agonism of PPAR gamma in experimental type 2 diabetic rats and enhances glucose uptake through translocation and activation of GLUT4 in PI3K/p-Akt signaling pathway.Eur J Pharmacol,2014,745:201-216.

71. Yi L,Liang Y,Wu H,Yuan D.The analysis of Radix Angelicae Sinensis(Danggui).J Chromatogr A,2009,1216(11):1991-2001.

72. Wang K,Cao P,Shui W,et al.Angelica sinensis polysaccharide regulates glucose and lipid metabolism disorder in prediabetic and streptozotocin-induced diabetic mice through the elevation of glycogen levels and reduction of inflammatory factors.Food Funct,2015,6:902-909.

73. Bayramoglu G,Senturk H,Bayramoglu A,et al.Carvacrol partially reverses symptoms of diabetes in STZ-induced diabetic rats.Cytotechnology,2014,66:251-257.

74. Ezhumalai M,Radhiga T,Pugalendi K.Antihyperglycemic effect of carvacrol in combination with rosiglitazone in high-fat diet-induced type 2 diabetic C57BL/6J mice.Mol Cell Biochem,2014,385:23-31.

75. Liu I,Tzeng T,Liou S,Chang C.Angelica acutiloba root alleviates advanced glycation end-product-mediated renal injury in streptozotocin-diabetic rats. J Food Sci, 2011, 76(7):H165-H174.

76. Rauscher F,Sanders R,Watkins J.Effects of isoeugenol on oxidative stress pathways in normal and streptozotocin-induced diabetic rats. J Biochem Mol Toxicol, 2001, 15(3):159-164.

77. Saravanan R,Pari L.Succinic acid monoethyl ester,a novel insulinotropic agent:effect on lipid composition and lipid peroxidation in streptozotocin-nicotin-amide induced type 2 diabetic rats.Mol Cell Biochem,2007,296:165-176.

78. Lau C,Chan C,Chan Y,et al.In vitro antidiabetic activities of five medicinal herbs used in Chinese medicinal formulae.Phytother Res,2008,22:1384-1388.

79. Li Q,Qu H.Study on the hypoglycemic activities and metabolism of alcohol extract of Alisma-

tis Rhizoma.Fitoterapia,2012,83:1046-1053.

80. 杨新波,黄正明,曹文斌,等.泽泻提取物对正常及四氧嘧啶小鼠糖尿病模型的影响.中国实验方剂学杂志,2002,8(3):336-350.

81. Dong Y,Jing T,Meng Q,et al.Studies on the antidiabetic activities of Cordyceps militaris extract in diet-streptozotocin-induced diabetic Sprague-Dawley rats.Biomed Res Int,2014,(1):41-60.

82. Liu C,Song J,Teng M,et al.Antidiabetic and Antinephritic Activities of Aqueous Extract of Cordyceps militaris Fruit Body in Diet-Streptozotocin-Induced Diabetic Sprague Dawley Rats.Oxid Med Cell Longev,2016(3):1-11.

83. Zhou L,An X,Teng S,et al.Pretreatment with the Total Flavone Glycosides of Flos Abelmoschus Manihot and Hyperoside Prevents Glomerular Podocyte Apoptosis in Streptozotocin-induced Diabetic Nephropathy.J Med Food,2012,15:461-468.

84. Mao Z,Shen S,Wan Y,et al.Huangkui Capsule Attenuates Renal Fibrosis in Diabetic Nephropathy Rats through Regulating Oxidative Stress and p38MAPK/Akt Pathways,Compared to α-lipoic acid.J Ethnopharmacol,2015,173:256-265.

85. Dai B,Wu Q,Zeng C,et al.The effect of Liuwei Dihuang decoction on PI3K/Akt signaling pathway in liver of type 2 diabetes mellitus(T2DM)rats with insulin resistance.J Ethnopharmacol,2016,192:382-389.

86. Liu H,Tang X,Dai D,et al.Ethanol extracts of Rehmannia complex(Di Huang)containing no Corni fructus improve early diabetic nephropathy by combining suppression on the ET-ROS axis with modulate hypoglycemic effect in rats.J Ethnopharmaco,2008,1118:466-472.

87. 金智生,李甜,陈雪.金匮肾气丸对 2 型糖尿病肾病大鼠 IGF-1 及 ET 的影响.上海中医药杂志,2011,45(11):76-79.

88. 金智生,陈雪,李甜.金匮肾气丸对实验性 2 型糖尿病肾病大鼠血清 TGF-β1、CTGF 的影响.中医药学报,2012,40(3):136-139.

89. 金智生,陈雪,李甜.金匮肾气丸对实验性 2 型糖尿病肾病大鼠肾组织 NO、NOS 的影响.中医药学报,2012,40(1):56-59.

90. 姚颖莎,何敏菲,方慧倩,等.金匮肾气丸对糖尿病大鼠肾脏细胞 Bax、Bcl-2 表达的影响.浙江临床医学,2016,18(4):595-596.

91. 潘莉,张建新,陈玲燕,等.补阳还五汤对 2 型糖尿病大鼠模型血清 TNF-α 及肾脏 VCAM-1 表达的影响.中国老年学杂志,2011(31):4632-4634.

92. 申晓光.补阳还五汤对实验性糖尿病大鼠肾脏 ICAM-1、VCAM-1 表达的影响.石家庄：河北医科大学,2009.

93. He K,Li X,Chen X,et al.Evaluation of antidiabetic potential of selected traditional Chinese medicines in STZ-induced diabetic mice.J Ethnopharmacol,2011,137:1135-1142.

94. Liu I,Tzeng T,Liou S,Chang C.Beneficial effect of traditional Chinese medicinal formula danggui-shaoyao-san on advanced glycation end-product-mediated renal injury in streptozotocin-diabetic rats.Evid Based Complement Alternat Med,2012:140103.

95. Song J,Meng L,Li S,et al.A combination of Chinese herbs,Astragalus membranaceus var. mongholicus and Angelica sinensis,improved renal microvascular insufficiency in 5/6 nephrectomized rats.Vascul Pharmacol,2009,50:185-193.

96. Tzeng T,Liou S,Liu I.The selected traditional Chinese medicinal formulas for treating diabetic nephropathy:perspective of modern science.J Tradit Complement Med,2013,3(3): 152-158.

97. Zhang Y,Xie D,Xia B,et al.Suppression of transforming growth factor-beta1 gene expression by Danggui buxue tang,a traditional Chinese herbal preparation,in retarding the progress of renal damage in streptozotocin-induced diabetic rats.Horm Metab Res,2006,38(2):82-88.

98. Tavafi M.Diabetic nephropathy and antioxidants.J Nephropathology,2013,2(1):20-27.

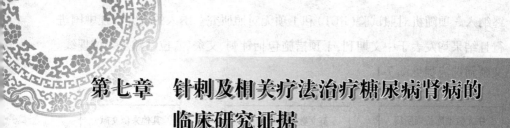

第七章 针刺及相关疗法治疗糖尿病肾病的临床研究证据

导语:本章主要对评估针刺及相关疗法治疗早期糖尿病肾病的疗效和安全性的临床试验证据进行评价。三项随机对照试验结果显示艾灸、穴位贴敷和穴位埋线疗法均可以降低尿白蛋白排泄率。一项关于针刺的无对照研究(病例报告)报道患者经治疗后尿白蛋白排泄率及血清肌酐水平均有所下降。但现有的临床研究证据尚未足以明确针刺及相关疗法治疗早期糖尿病肾病的确切疗效。

针灸疗法起源于中国古代的新石器时代,是由包括针法和灸法在内的一系列疗法组成。这些疗法通过刺激穴位,纠正能量失衡,从而恢复身体健康。刺激穴位的方法包括:

- 针刺:使用不同针具通过一定的手法或方式刺激机体的一定部位或腧穴,以防治疾病的技术;
- 穴位贴敷疗法:将中药膏药贴敷于腧穴起到防治疾病的针灸疗法;
- 艾灸:采用以艾绒为主要的施灸材料,靠近皮肤进行燃灼或熏熨体表的一定部位或腧穴,达到防治疾病的目的的疗法。

一、现有的系统评价证据

数据库检索未发现针刺及相关疗法治疗糖尿病肾病(DKD)的系统评价。

二、临床研究文献筛选

数据库检索共发现 33 449 篇文献,针刺及相关疗法的文献共 27 篇。最终纳入 3 项随机对照试验(RCT)和 1 项无对照研究。纳入的研究均在中国进行且结果均发表于中文期刊,干预措施包括针刺、艾灸、穴位贴敷及穴位埋线。文献筛选流程见图 7-1。

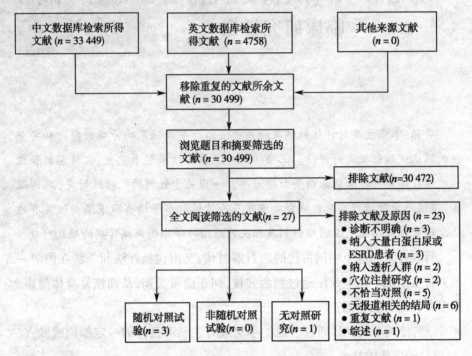

图 7-1　针刺及相关疗法的文献筛选流程

三、针刺类的临床研究证据

一个病例报告,报道了针刺治疗 1 例早期 DKD 患者的疗效(A1)。在严格控制血糖的基础上,每日行针 2 次,留针 30 分钟,每周治疗 6 天,共治疗 5 周。穴位选择遵循补肾益气的治疗原则,包括中脘、足三里、血海、地机、天枢、支沟、太溪、白环俞、肾俞、膏肓、阴陵泉和中极。治疗结束后,尿白蛋白排泄率(AER)从 86.0mg/24h 降至 35.8mg/24h。

四、艾灸疗法的临床研究证据

一项纳入了 60 例 43~70 岁受试者的 RCT,在常规治疗的基础上对比了艾灸联合贝那普利与单用贝那普利的疗效(A2)。每天艾灸肾俞及膈俞 15 分钟,每周治疗 6 天,持续 4 周。常规治疗包括膳食指导、胰岛素降糖及阿托伐他汀调脂。该研究未提及受试者中医证型。

该研究的方法学质量较低。研究使用了随机数字表产生随机分配序列,但未报道其分配隐藏方案;受试者、研究人员及结局评价者均未实施盲法;数据完整,无缺失或病例退出;由于未能获取研究计划书,选择性报告偏倚风险不确定。

结果显示,与贝那普利相比,艾灸联合贝那普利能降低 AER(MD-30.00μg/min[-41.41,-18.59])。该研究未提及试验过程中是否发生不良事件。

五、穴位贴敷的临床研究证据

一项 RCT 对比了穴位贴敷联合常规治疗与单独常规治疗的疗效(A3)。该研究纳入了平均年龄为 57 岁的 80 例患者,治疗组在双侧肾俞穴上进行中药敷贴透皮给药,每天贴敷一剂并停留 30~40 分钟,疗程为 14 天。中药由黄芪、大黄、川芎、丹参、附子、沉香、细辛、红花等组成,并用食醋调制。

该研究使用住院号奇偶的非随机序列方法对受试对象进行分配,故其随机序列产生及分配隐藏存在高偏倚风险;由于研究未使用安慰剂亦未对受试者及研究人员设盲,盲法存在高偏倚风险;未报告结局评价者设盲情况;结局数据完整,无缺失及病例退出;由于未能获取研究计划书,选择性报告偏倚风险不确定。综上,该研究的研究方法学质量偏低。

研究结果提示,穴位贴敷能降低 AER(MD-13.5μD-13[-20.6,-6.38])及血清肌酐水平(MD-12.4μmol/L[-20.23,-4.57])。该研究未报道是否发生不良事件。

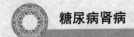

六、穴位埋线的临床研究证据

一项纳入了60例受试者的RCT比较了在常规治疗基础上,穴位埋线联合ACEI或ARB与单独使用ACEI或ARB的疗效(A4)。治疗组取脾俞、足三里、肾俞、胰俞,将羊肠线埋入穴位皮下,每10天埋线一次,共治疗3个月。

该研究使用随机数字表产生随机分配序列,但未提及隐藏方案;研究未对受试者和研究人员设盲;结局数据完整、无脱落和缺失;因未能获得研究计划书,选择性报告的偏倚风险不确定。总体而言,研究方法学质量较低。

研究结果显示,相比于单独使用ACEI或ARB,联合治疗可进一步减少AER(MD-33.63μg/min[-56.47,-10.79]),但治疗后血清肌酐水平,两组无统计学差异(MD-2.54μmol/L[-6.17,11.25])。

七、针刺及其相关疗法临床证据总结

目前,针灸及其相关疗法治疗早期糖尿病肾病的临床证据仍非常有限。中医药临床指南推荐针灸(包括传统针刺和耳穴贴压)作为治疗DKD的一种干预措施(见第二章)。但检索并未发现关于耳穴贴压的临床研究证据,且只有一例病例报告报道了早期DKD患者经针刺治疗后,尿白蛋白减少。另外,纳入3项RCT的结果提示,艾灸、穴位贴敷及穴位埋线疗法在降低AER方面可能存在一定获益。中医药临床指南中对肾虚证的患者推荐使用的肾俞穴,在这3项研究均将其作为治疗主穴之一。但是,以上3项研究除随访时间(疗程)短、方法学质量低的不足,且未报道说明不良事件发生的情况,所以治疗的安全性和患者的耐受性尚未明确。综上,目前尚未有足够的临床证据支持针刺及相关疗法治疗早期DKD。

参 考 文 献

1. 许能贵,符文彬.临床针灸学.北京:科学出版社,2015.

2. 高忻洙,胡玲.中国针灸学.南京:江苏科学技术出版社,2010:513.

3. 中华中医药学会糖尿病分会.糖尿病肾脏疾病中医诊疗标准.世界中西医结合杂志,2011,6(6):548-552.

第七章纳入研究的参考文献

编号	参考文献
A1	吉学群,薛莉,于颂华,张智龙.补肾活血针刺法在糖尿病肾病中的应用.针灸临床杂志,2005,21(1):43-44.
A2	费爱华.补肾活血灸法对早期糖尿病肾病疗效和 NO 影响.上海针灸杂志,2012,31(12):891-892.
A3	汪爱民,尹红,徐芳.中药穴位敷贴透皮给药治疗早期糖尿病肾病的疗效观察.中国临床护理,2013,5(6):483-485.
A4	陈永斌,陈仁年,李玉兰.穴位埋线为主干预2型糖尿病早期肾病.中国针灸,2012,32(5):390-394.

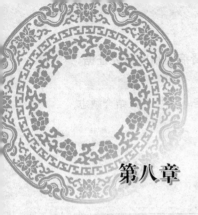

第八章 其他中医疗法治疗糖尿病肾病的临床试验证据

导语:除中药及针灸疗法外,临床上太极、食疗等其他中医疗法也应用于糖尿病肾病的治疗。本章就这些中医疗法治疗糖尿病肾病的临床试验证据进行了评价。一项关于在常规治疗及ACEI类药物基础上配合24式太极拳的随机对照试验发现,练习太极拳让患者在减少尿白蛋白及调控血压方面获益。中医食疗的随机及非随机对照试验结果则显示除了肾功能(尿白蛋白、尿蛋白及血清肌酐均下降)保护作用外,食疗也有助于血糖和血脂的调控。

除中草药及针灸治疗外,中医还有许多其他治病养生的传统疗法,包括:

- 太极拳:是以中国传统儒、道哲学中的太极理念为核心思想,集颐养性情、强身健体、技击对抗等多种功能为一体,结合易学的阴阳五行之变化,中医经络学,古代的导引术和吐纳术形成的一种内外兼修、柔和、缓慢、轻灵、刚柔相济的中国传统拳术。
- 中医食疗:根据个体中医辨证,发挥中草药食材的天然特性,以调整脏腑功能的疗法。

一、现有系统评价证据

数据库检索,除了中药以外,未发现其他中医疗法治疗糖尿病肾病(DKD)的系统评价。

二、临床研究文献筛选

数据库检索共发现 33 449 篇文献。其中,研究其他中医疗法的文献共 7 篇,按纳入排除标准筛选后,最终纳入 2 项随机对照试验(RCT)及 1 项非随机对照试验(文献筛选流程见图 8-1)。纳入的研究均在中国进行且结果均发表于中文期刊。研究评估了在常规治疗基础上,太极拳和中医食疗治疗 DKD 的疗效。各个研究证据归纳如下:

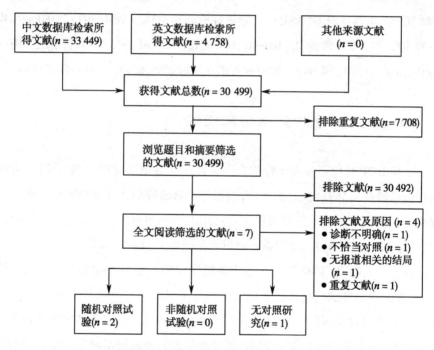

图 8-1　其他中医疗法的文献筛选流程

三、太极拳的临床研究证据

一项 RCT 在常规治疗基础上(包括膳食指导和血糖、血脂调控),对太极拳联合厄贝沙坦和单用厄贝沙坦的疗效进行了比较(O1)。该研究招募了 60 例年龄从 47~75 岁的早期 DKD 患者。太极组的患者每天早上练习 1.5 小时的 24 式太极拳,观察 3 个月。

研究使用随机数字表产生随机分配序列,但未报道分配隐藏方案。由于研究者需要向患者教授太极动作,所以对于受试者及研究人员均未能实施盲法;研究未提及结局评价者是否设盲。研究无脱落、退出和数据缺失,在不完整结局数据方面为低偏倚风险。研究未提供研究计划书,选择性报告的偏倚风险不确定。虽然由于干预措施操作的特殊性,盲法难以实施,但盲法的缺失降低了研究的质量。

研究结果显示,在常规治疗的基础上,与厄贝沙坦相比,联合太极拳能进一步降低尿白蛋白排泄率(AER),且能更好地调整血压。AER:MD-28.80mg/24h[-39.92,-17.68];收缩压:MD-18.00mmHg[-20.81,-15.19];舒张压:MD-6.50mmHg[-8.04,-4.96]。该研究报道在试验期间未发生一例不良事件。

四、中医食疗的临床研究证据

一项 RCT 对比了常规治疗配合中医食疗与常规治疗的疗效(O2)。常规治疗包括膳食指导及血糖、血压、血脂管理。该研究纳入了 60 例 35~70 岁脾肾两虚证的患者。食疗组每天佐午餐食用山药熟地瘦肉汤(山药 30g、熟地黄24g、泽泻 9g、小茴香 3g、瘦肉 60g 配料熬制而成),疗程 3 个月。

研究虽有提及"随机",但未报道随机序列的产生及分配隐藏方案的具体方法,故此两维度的偏倚风险不确定。研究未对受试者及研究人员实施盲法,亦未报道结局评价者的设盲情况;研究结局数据完整,不完全结局数据判断为低偏倚风险;未能获得研究计划书,选择性报告偏倚风险不确定。综合考虑缺乏随机、分配隐藏的细节及未实施盲法所致的高偏倚风险,总体而言,该研究方法学质量偏低。

研究结果显示,经干预后,食疗组和对照组的尿白蛋白、血清肌酐水平及空腹血糖等方面均有所下降。且与常规治疗相比,配合中医食疗能进一步降低 AER(MD-15.45[-22.05,-8.85])、血清肌酐浓度(MD-38.42[-42.38,-34.46])及空腹血糖水平(MD-1.90[-3.15,-0.65])。该研究报道未观察到不良事件发生。

另外,一项非随机对照试验对中医食疗配合常规治疗的疗效进行了评估(O3)。该研究纳入了80例39~68岁气阴两虚证的患者。食疗组,在常规治疗的基础上(包括膳食指导及血糖、血压、血脂管理),一天两餐食疗:佐午餐食用山药山楂花粉肉饼(山药30g、焦山楂30g,天花粉30g,瘦肉50g烹饪而成);佐晚餐食用太子参黄芪生地丹参鸡汤(太子参20g、黄芪30g、生地黄30g、丹参30g、鸡肉丝80g熬制而成),疗程为2个月。

研究结果显示,两组治疗后在AER、尿蛋白排泄率及空腹血糖水平方面均有所下降,尿肌酐排泄增加;且食疗组的总胆固醇及甘油三酯水平治疗后也有明显下降。对比常规治疗,中医食疗在AER、尿蛋白排泄率、空腹血糖值、糖化血红蛋白值、总胆固醇及甘油三酯的改善方面有额外获益(表8-1)。该研究未对不良事件进行报道。

表8-1　中医食疗的结局指标

结局(单位)	效应量 MD[95%CI]	纳入文献
尿白蛋白排泄率(μg/min)	−8.85[−17.59,−0.11]*	O3
尿蛋白排泄率(g/24h)	−0.11[−0.13,−0.09]*	
尿肌酐排泄(μmol/L)	4.19[2.33,6.05]*	
空腹血糖(mmol/L)	−0.78[−1.57,0.01]	
HbA1c(%)	−0.26[−0.48,−0.04]*	
总胆固醇(mmol/L)	−3.01[−3.74,−2.28]*	
甘油三酯(mmol/L)	−1.28[−1.88,−0.68]*	
高密度脂蛋白(mmol/L)	0.00[−0.26,0.26]	

＊有统计学差异

五、其他中医疗法临床证据总结

本章主要对太极拳及中医食疗治疗DKD的疗效和安全性进行了系统评估,其他中医疗法暂未有临床试验进行研究。研究结果发现,太极拳锻炼配合常规治疗及厄贝沙坦的综合方案对降低尿白蛋白排泄率及血压控制方面有一定的短期获益。中医食疗在肾功能保护方面具有一定作用,主要体现在降低尿白蛋白、尿蛋白和血清肌酐浓度。此外,常规治疗联合食疗有助于血糖、血脂的调控。纳入的随机对照试验未发现太极拳及食疗会导致不良事件发生。但由于上述研究受试者例数较少,尚不足以对干预措施进行全方位评估以确切疗效,未来仍需要更多的研究以验证其对早期 DKD 的疗效。

第八章纳入研究的参考文献

编码	参考文献
01	林恒钊 . 厄贝沙坦联合太极拳运动对早期糖尿病肾病的临床疗效观察 . 中国民族民间医药,2012(8):108-109.
02	吴李花,吴江,姚景霞 . 中医食疗方在糖尿病肾病早期的应用效果 . 全科护理,2014,12(14):1270-1271.
03	张穗娥,董彦敏,李惠林 . 益气养阴药膳对早期糖尿病肾病疗效的影响 . 广州中医药大学学报,2005,22(3):174-178.

第九章 中医综合治疗糖尿病肾病的
临床研究证据

导语:综合治疗指同时施予两种或以上的中医疗法(如中药联合针刺治疗)。本章纳入的两项有关中药联合针刺疗法的随机对照试验发现,该综合疗法能减轻微量白蛋白尿。但是,联合治疗是否比中药或针灸单独使用的获益更大,目前尚无法解答。

一、现有的系统评价证据

数据库检索未发现中医综合疗法治疗糖尿病肾病(DKD)的系统评价。

二、临床研究文献筛选

数据库检索共发现 33 449 篇文献。其中,中医综合疗法的文献共 29 篇,对照排除标准,最终纳入 2 项中药联合针刺疗法的随机对照试验(RCT)。由于纳入研究中对照组干预不一致,未对其进行合并分析。筛选流程见图 9-1。

三、中药联合针刺疗法的临床研究证据

一项 RCT 评估了中医综合治疗配合常规治疗及血管紧张素转化酶抑制剂(ACEI)和/或血管紧张素受体阻滞剂(ARB)的临床疗效(C1);另一项 RCT 则对中医综合治疗与氯沙坦配合常规治疗的疗效进行比较(C2)。2 项研究均在中国进行且结果均发表于中文期刊;研究共纳入了 240 例 31~75 岁、微

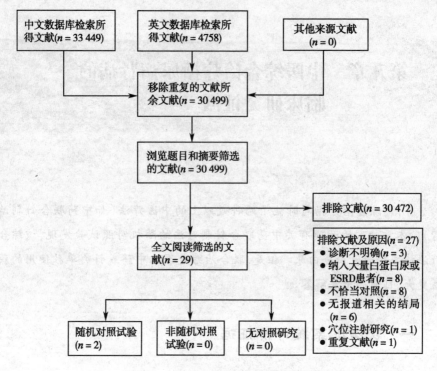

图 9-1　中医综合疗法的文献筛选流程

量白蛋白尿的 DKD 患者。半数以上的受试对象中医辨证为气阴两虚兼痰凝血瘀阻络(C2)。常规治疗包括膳食、运动指导及血糖血压管理。综合组的患者每天口服中药和接受针刺治疗,疗程分别为 4 周(C1)及 6 周(C2)。

　　两个研究使用了不同的方剂,但均含有白芍、地龙、玄参和熟地黄等中药;针灸处方除了肾俞和足三里两个穴位,其他用穴亦不相同。

　　纳入的 2 项研究均使用随机数字表产生随机分配序列,但都未报道分配隐藏方案。研究均未对受试者及研究人员实施盲法,未报道是否对结局评价者予盲法处理;数据完整无缺失,不完全结局数据偏倚风险低;因无法获取研究计划书,选择性报告偏倚风险不确定。其他潜在的偏倚风险如基线均衡,一项研究中存在低偏倚风险,另一项研究因为基线特征不均衡存在高偏倚风险。总体而言,因未实施盲法,纳入研究的方法学质量偏低。

中医综合疗法+常规治疗+ACEI/ARB vs. 常规治疗+ACEI/ARB

研究报道了尿白蛋白排泄率(AER),但由于数据有误,相关疗效无法评估(C2)。原文的作者报道:中医综合疗法能降低 AER。其他结局指标经治疗后均有所改善:空腹血糖水平(MD-0.60mmol/L[-1.05,-0.15]);糖化血红蛋白(MD-0.20%[-0.36,-0.04]);总胆固醇(MD-1.70mmol/L[-1.84,-1.56]);甘油三酯(MD-1.70mmol/L[-1.79,-1.61])。

中医综合疗法+常规治疗 vs. 氯沙坦+常规治疗

研究结果显示,在常规治疗的基础上,在 AER 下降方面的作用,中医综合治疗优于氯沙坦(MD-20.93μg/min[-31.84,-10.02])。

四、中医综合疗法治疗糖尿病肾病的安全性评估

纳入的 2 项研究均没有对中药联合针刺疗法的安全性进行报道。

五、中医综合疗法临床证据总结

中医综合疗法仅检索到中药联合针刺的临床试验。本章纳入了 2 项 RCT 对中药联合针刺治疗早期 DKD 的疗效进行了评估。研究结果显示,综合疗法配合常规治疗有潜在降糖和调脂的优势;且综合疗法在减少尿白蛋白排泄率方面效果可能优于氯沙坦。两项研究使用了不同的方剂及穴位搭配方案,中医综合疗法的最佳组合方案尚无法从中得出。但是,2 项研究也有重复选用部分中药(如白芍、地龙、玄参、熟地黄)及穴位(肾俞、足三里)。其中,熟地黄是在中药的临床试验研究中频繁使用的药物(参考第五章),而肾俞穴不但为临床指南所推荐(参考第二章),在针刺相关研究也被高频选用(参考第七章)。鉴于纳入研究样本量不足,方法质量偏低,对于综合疗法的疗效目前尚无法得出定论。

第九章纳入研究的参考文献

编码	参考文献
C1	邢晓梅,王明利,冯胜奎. 针药结合治疗早期糖尿病肾病疗效观察. 内蒙古中医药,2010(16):36-37.
C2	张希洲,占晓芬,张建新. 针药结合治疗 III 期糖尿病肾病 60 例. 四川中医,2011,29(5):116-118.

第十章　中医治疗糖尿病肾病的整体证据总结

　　导语: 本章对中医药治疗糖尿病肾病的古代与现代的整体证据进行了总结。目前证据显示中医药对糖尿病肾病的治疗有一定的辅佐作用。本章对古代与现代中医药治疗糖尿病肾病的中药方剂、针灸穴位应用的传承和发展进行了讨论。根据目前研究的现状,本章对未来中医药治疗糖尿病肾病的临床和实验研究的发展方向进行讨论。

　　中医药治疗糖尿病肾病(DKD)有着悠久的历史。近年来,研究人员也开展了大量临床试验对其疗效进行验证。DKD 的常规西药治疗包括降糖、降压和调脂。但是最佳治疗目标和治疗措施尚未明确,有部分 DKD 患者并未能从目前的治疗方案中获益。因此,中医药或许可以作为辅助疗法在临床实践中让 DKD 患者获益,同时也可为新药研发提供思路。

　　本书全面整理并整合了中医药治疗成人早期 DKD(伴微量白蛋白尿)的整体证据。为此,我们对临床诊疗指南和教科书中有关 DKD 的主要辨证分型和中医药治疗措施(包括中药口服、中药灌肠、针灸、耳穴、中医食疗以及生活调摄等)进行了总结(参考第二章);对中医古籍记载的运用于治疗 DKD 典型症状和体征的常用方药进行了统计分析(参考第三章);我们检索到大量中医药治疗早期 DKD 的临床试验,这些研究荟萃的结果显示中医药可能使早期 DKD 患者在接受常规治疗的基础上额外获益(参考第五章);对随机对照试验(RCT)中常用方剂和中药的体内、体外实验证据进行了总结,探讨这些方药起效的可能机制(参考第六章)。运用针灸及其相关疗法治疗 DKD 的临床研究相对较少,但目前可获得的证据显示针刺和灸法可能令早期 DKD 患者在一定程度上获益(参考第七章)。其他中医疗法如太极拳和食疗的临床研究证据有限,还需后续的研究进一步验证(参考第八章)。中医综合疗法的证据亦较稀少,主要是针药联合疗法,目前的证据尚无法获知最佳的联合治疗方案(参考第九章)。

由于本书主要关注 DKD 早期(I-Ⅲ期)的中医药治疗证据,故现代临床试验部分仅纳入了疾病早期的研究,而根据我们制定的 DKD 相似性判断标准筛选得出的古籍条文主要记载的也是 DKD 早期相似病症的治疗。但是中医指南和教科书并没有按疾病不同阶段的治疗措施分别阐述,所以第二章提及中医辨证和方药并非仅针对 DKD 早期的治疗。

一、辨证分型

教科书和临床指南中,推荐医生根据患者的中医辨证来处方用药。我们从中医教科书以及临床实践指南中总结出 7 个主要中医证型,每个证型列举了相应的方药和针灸处方。但是在临床试验中,可能是出于试验实际操作可行性的考虑,绝大多数研究对所有纳入中医组的受试者使用固定的方药和针灸处方。其中,少部分的试验(40%)将该研究方剂对应治疗的证型作为受试者的纳入标准之一,但半数以上的试验都未提及纳入人群的中医证型。

教科书和实践指南中均认为 DKD 的病机特点是本虚标实,本虚证以气阴两虚、肝肾阴虚、脾肾阳虚、气血两虚和阴阳两虚证为多见;而标实证则多为血瘀和湿浊。临床上往往本虚证和标实证并见,且本虚和标实的临床见症亦随着疾病的进展发生变化。

对比临床研究中报道的证型与第二章中整理的中医辨证分型基本相一致。由于临床研究纳入的都是 DKD 早期的患者,所以如气虚、阴虚和气阴两虚等是临床研究中最常见的证型。而疾病中晚期普遍存在的脾肾阳虚证则没有出现在本书纳入的临床研究中,气血两虚证也仅有 4 个试验进行了研究。血瘀证作为一个兼证频繁地出现在临床研究中。在报道了中医证型的临床试验中,75% 的研究纳入的受试者都兼有血瘀证。这也反映了血瘀是 DKD 发生发展的重要致病因素。

另外,对比全部纳入的临床研究、60% 未报道中医证型的研究和 40% 报道中医证型的临床研究的中药使用情况,发现三类研究中高频次使用的药物基本一致,包括黄芪、山药、丹参、地黄、山茱萸、茯苓、川芎、当归等,主要都是益气养阴活血的药物。由此推测,这些未报道中医证型的研究纳入的受试者普遍是气阴虚兼血瘀证的患者。

二、中药疗法的整体证据

这部分总结的证据来自第二、三、五章。中药是中医治疗 DKD 最主要的治疗措施。虽然即便通过相似性判断的方法,我们仍不能确定古籍条文中描述的病症就是特指 DKD,但对比古籍所载的方药与现代中医教科书和指南的内容可以发现中药治疗 DKD 的经验自古传承,持续指导着临床实践。

古籍中共发现 88 味用于治疗 DKD 相似病症的中药,使用频率较高的如黄连、鸡内金、天花粉和知母等药物,在临床上仍广泛应用于糖尿病的治疗。在多部医籍中记载的六味地黄丸(茯苓、熟地黄、泽泻、山药、山茱萸和牡丹皮),虽然原方并没有收录在指南里,但是其加减衍生方(如金匮肾气丸、济生肾气丸、杞菊地黄丸和参芪地黄汤等)仍广泛应用于临床实践,且被多部中医指南推荐作为治疗 DKD 的代表方。而这些地黄丸类方也是现代中药临床研究中常用的方剂(表 5-2)。

对比现代中医治疗 DKD 的方药与古籍所载的方药,除了传承,也蕴含着一些发展和变化。例如,古籍中常用的人参一味中药,由于其产量有限和价格较高,常用党参一药来替代。而缲丝汤/原蚕茧汤、固本丸、茴香散、菟丝子散等记载于古籍的方剂在当前中医临床实践和临床研究中鲜有涉及。不过近年来,学者发现由一味单药蚕茧或茧丝组成的缲丝汤/原蚕茧汤具有降血糖和减少尿白蛋白、保护肾功能等作用。由于其组成单一,该方或其活性成分有望开发成新药。

古籍中所用的中药按功效归类主要是补益类和清热类。但在现代临床研究中,清热类药物较少使用,而丹参、川芎、当归、水蛭等活血类的药物使用却十分频繁(表 5-3)。这一用药的变化考虑,究其原因可能在于伴随现代科学技术手段的日渐丰富和现代医学研究的不断深入,人们对 DKD 发病机制的认识不断加深和拓展。DKD 典型的病理改变,如肾小球系膜基质增多、系膜区扩展,肾小球基底膜增厚和血流动力学改变等,被认为是"血瘀证"在肾病患者机体内微观层面的具体表现。如前文所述,血瘀是 DKD 发病的重要机制之一。所以,现代中医治疗 DKD 除了宏观辨证处方用药外,还结合微观辨证和"辨病"加入活血化瘀类药物。

本书的第五章中,主要是对中药治疗早期 DKD 的疗效和安全性证据进行了总结。在纳入的全部临床试验里,中药都是作为辅助疗法,配合指南推荐的常规西医疗法进行治疗。常规西医治疗包括饮食和运动指导、降糖、降压、调脂等。其中,很少研究采用安慰剂对照来评估中西医结合的疗效。中药安慰剂制作的难度可能是安慰剂对照缺失的主要原因,此内容在本章第九节另外讨论。

绝大部分的研究都是通过实验室指标来评估中药的疗效,常用的指标如血肌酐、尿白蛋白、血糖、血压、血脂水平等。而临床重要的结局如病死率、疾病进展(如进展为终末期肾脏病、进展到慢性肾脏病晚期等)等,只有两三项研究进行了报道。对于中药治疗早期 DKD 的疗效和安全性,众多 RCT 荟萃的证据总结如下:

- 口服中药配合常规治疗可降低早期 DKD 且估算肾小球滤过率(eGFR)>60ml/min 的患者的血肌酐水平,并呈现随疗程增长而疗效增强的趋势(证据质量:低);但目前证据尚未能明确,口服中药配合常规治疗是否能减少尿白蛋白和尿蛋白的排泄(证据质量:极低)。

- 常规治疗基础上,口服中药联合 ACEI 或 ARB,与单用 ACEI 或 ARB 相比,中药可进一步减少尿白蛋白和尿蛋白的排泄(证据质量:低);亚组分析显示,中药联合 ACEI 或 ARB 可降低早期 DKD 且 eGFR≤60ml/min 的患者的血肌酐水平(证据质量:低);但目前证据尚未能明确,联合治疗是否能减少病死率和疾病进展(定义为进入透析)(证据质量:低)。

- 目前证据尚未能明确口服中药短期内可否改善 GFR(证据质量:极低)。

- 中药、中药联合 ACEI 或 ARB 以及 ACEI 或 ARB 单独使用均可降低血压;ACEI 或 ARB 降压效果优于中药(证据质量:未分级)。

- 中药联合降糖药物与单独使用降糖药物对早期 DKD 患者的降糖效果无统计学差异(证据质量:未分级)。

- 中药以及中药联合降脂药物对早期 DKD 患者均显示出血脂调节作用(证据质量:未分级)。

- 未发现口服中药导致严重的不良事件,但是口服中药可能导致不同程度的胃肠道功能紊乱与不适。轻度腹部不适者,避免空腹服药,调整服药时间至饭后可能缓解。另外口服中药可减少 ACEI 导致的干咳(证据质量:未分级)。

阳性结果的 meta 分析(即中药或中西结合疗效优于对照)纳入的临床研究中高频使用的药物与指南中列举的代表方的组成药物有较高一致性。除了六味地黄丸的六味药物,指南中推荐用于益气活血的药物如黄芪、川芎、丹参和当归等在提示中药可改善肾功能、减少尿白蛋白和尿蛋白排泄的临床研究中十分常用。大黄,在指南中推荐于联合其他中药灌肠治疗晚期 DKD 患者,而中药治疗早期 DKD 的临床研究中,大黄基本出现在口服处方中。

虽然证据显示中药联合西医疗法可改善早期 DKD 患者的部分肾功能指标,但是由于纳入研究的方法学质量普遍不高且数据合并后异质性较高,所以我们对这些证据的确信程度有限。不同的中药干预措施、基线肾功能和尿白蛋白水平的差异以及疗程不同等可以解释 meta 分析中部分的异质性。大部分研究样本量比较小也可能导致合并后异质性的出现。纳入的原始研究因为存在以下原因导致方法学质量偏低:没有实施盲法、随机分组隐藏过程报告不足以及潜在选择性结局报告的偏倚风险。且半数的研究对中药应用没有进行安全性评价。这些因素均降低了对研究结果准确性的确信程度,采用 GRADE 评价这些 RCT 证据也因此降级到"低级别证据"或"极低级别证据"(表 10-1)。

表 10-1　中药治疗早期糖尿病肾病的 GRADE 证据级别汇总

干预措施与对照措施	病死率	疾病进展	eGFR	SCr	白蛋白尿
中药+常规疗法 vs. 常规疗法	–	–	极低	低	极低
中药+常规疗法 vs. 常规疗法+安慰剂			–	低	–
中药+常规疗法+ACEI/ARBs vs. 常规疗法+ACEI/ARBs	低	低	极低	低	低
中药+常规疗法 vs. 常规疗法+ACEI/ARBs	–	–	极低	低	低
中药+常规疗法+ACEI/ARB 安慰剂 vs. 中药安慰剂+常规疗法+ACEI/ARBs	–	–	低	低	低

*疾病进展定义为进展为 ESRD 或微量白蛋白尿增加到大量白蛋白尿

三、常用方药的证据总结

为了更好地了解中药方剂治疗 DKD 的整体证据（古今证据和不同类型的证据），我们把中医指南和教科书中提到或推荐的方药（第二章）、古籍中记载的常用方药（第三章）以及在现代临床试验研究（第五章、第九章）中较常出现的方药进行了梳理，旨在为读者呈现一个治疗 DKD 的中医方剂使用概貌（表 10-2）。

表 10-2　常用方药的证据总结

方剂名称	临床指南/教科书推荐	古籍引用（条文数）	临床研究证据（第五章）			中医综合疗法临床研究证据（第九章）
			RCTs（研究数）	CCTs（研究数）	NCS（研究数）	
补阳还五汤	否	0	8	0	0	0
冬虫夏草制剂	是	0	29	0	0	0
当归补血汤	是	0	2	0	0	0
丹蛭降糖胶囊	否	0	2	0	0	0
复方血栓通胶囊	否	0	4	0	0	0
复方丹参滴丸	否	0	3	0	0	0
附子理中丸	是	0	0	0	0	0
黄葵胶囊	是	0	4	0	1	0
金匮肾气丸	是	4	2	0	0	0
济生肾气丸	是	0	1	0	0	0
六味地黄丸	否	4	8	0	0	0
尿毒清颗粒	否	0	4	0	0	0
脑心通胶囊	否	0	2	0	0	0
芪参益气滴丸	否	0	2	0	0	0
芪蛭降糖胶囊	是	0	2	0	0	0
杞菊地黄丸	是	0	0	0	0	0

续表

方剂名称	临床指南/教科书推荐	古籍引用（条文数）	临床研究证据（第五章）			中医综合疗法临床研究证据（第九章）
			RCTs（研究数）	CCTs（研究数）	NCS（研究数）	
芪黄饮（加味）	否	0	2	0	0	0
芪药消渴胶囊	否	0	2	0	0	0
参芪地黄汤	是	0	4	0	0	0
肾炎康复片	否	0	2	0	0	0
通心络胶囊	否	0	5	0	2	0
血脂康胶囊	否	0	6	0	0	0
真武汤	是	0	0	0	0	0

　　RCTs：随机对照试验；CCTs：非随机对照试验；NCS：无对照研究

　　注：统计仅基于研究报道的方剂名称。纳入研究中的不同方名的方剂组成可能很相似，但考虑相似程度判断的准确性，我们没有进行方剂组成的相似性判断并归类分析。

　　第二章共提到的 7 个应于疾病初期常见证型的经典方剂（当归补血汤、金匮肾气丸、济生肾气丸、参芪地黄汤）和成药（冬虫夏草制剂、黄葵胶囊、芪蛭降糖胶囊）均有 1 项或多项临床试验对其疗效进行评估。真武汤与附子理中丸推荐应用于脾肾阳虚证患者的治疗。而该证型为疾病中晚期的常见证型，故在主要关注疾病早期中医治疗证据的本书中缺乏其临床试验研究，但并不乏这两个方剂治疗 DKD 中晚期的临床研究。

　　具有多方面证据（包括指南与教科书、古籍和/或现代临床研究）的方剂的证据总结如下：

· 金匮肾气丸

　　金匮肾气丸是古籍记载常用于治疗 DKD 相似病症，且在指南中被推荐用于治疗阴阳两虚证的代表方。来自单个 RCT 的证据显示在常规治疗的基础上，金匮肾气丸联合 ACEI 可降低血肌酐水平（证据质量：低），但是减少尿白蛋白排泄的效果尚未明确（证据质量：极低）。

· 六味地黄丸

　　六味地黄丸也是古籍中常出现的方子之一，且有不少现代临床试验对其疗效进行评价。临床研究中不少无名方和自拟方,从其组成可以看出是基于六味地黄丸的组成进行化裁。下面仅总结六味地黄丸原方的临床证据。来自两个 RCT 的荟萃结果显示在减少尿白蛋白方面,六味地黄丸优于 ACEI 或 ARB 类药物(证据质量:极低)。另外两个 RCT 的荟萃结果显示在常规治疗的基础上,六味地黄丸联合 ACEI 或 ARB 类药物能进一步减少尿白蛋白和尿蛋白排泄;联合用药组治疗后的总胆固醇和低密度脂蛋白低于对照组,故六味地黄丸可能可以使早期 DKD 合并血脂异常的患者获益(证据质量:极低)。

- 参芪地黄汤

现代中医临床指南中,参芪地黄汤是用于治疗气阴两虚证的 DKD 患者的代表方。来自单个 RCT 的证据显示在常规治疗基础上,参芪地黄汤以及参芪地黄汤联合 ACEI 或 ARB 类药物均可降低血肌酐和尿白蛋白水平(证据质量:低)。另外,参芪地黄汤还显示出降糖和调脂的作用(证据质量:未分级)。

- 当归补血汤和济生肾气丸

在现代中医临床指南中,当归补血汤和济生肾气丸两方的合方作为治疗气血两虚证的代表方。单个 RCT 的证据显示当归补血汤联合贝那普利治疗 6 周、济生肾气丸加复方血栓通胶囊治疗 16 周均可降低白蛋白尿水平(证据质量:低)。

- 补阳还五汤

多个 RCT 荟萃的结果显示在常规治疗的基础上,补阳还五汤可减少尿白蛋白排泄(证据质量:极低),而联合 ACEI 则可进一步减少尿白蛋白排泄(证据治疗:低)。

- 芪蛭降糖胶囊

现代中医临床指南推荐芪蛭降糖胶囊用于气阴两虚兼血瘀证的 DKD 患者。来自单个 RCT 的证据显示,芪蛭降糖胶囊配合常规治疗可减少白蛋白尿,且其效果优于 ACEI 或 ARB 类药物(证据质量:低)。

- 冬虫夏草制剂

目前使用的冬虫夏草制剂主要是发酵虫草菌丝体。冬虫夏草制剂在多部指南中将其归为益气药,多用于肺肾气虚的患者。多个 RCT 的荟萃结果显示,在常规治疗基础上,冬虫夏草制剂可降低血肌酐水平(证据质量:

低)。联合 ACEI 或 ARB 时,冬虫夏草制剂除了降低血肌酐,同时可减少尿白蛋白(降低 ACR),而这些功效在疗程 3 个月以上的亚组中才显示出来(证据质量:低)。

- 黄葵胶囊

黄葵胶囊含黄蜀葵花单一味药。指南中推荐用于湿热证的患者。来自两项 RCT 的荟萃结果显示,黄葵胶囊配合常规治疗可减少尿白蛋白排泄(证据质量:极低)。但是在常规治疗基础上,黄葵胶囊联合 ARB 能否较 ARB 进一步减少尿白蛋白排泄、保护肾功能尚未明确(证据质量:极低)。

四、针灸疗法的整体证据

有关针灸及相关疗法治疗早期 DKD 的证据总结来自于本书的第二、三、七、九章。现代中医教科书和中医指南中,推荐针灸和耳穴应用于 DKD 患者。针灸处方根据中医辨证选穴有所差异,但肾俞穴在各个辨证中都使用(耳穴选取 CO10 肾),而脾俞和三阴交两穴除了肝肾阴虚证外,其他辨证均有选有(参考第二章)。这三个穴位的选用,与 DKD 气阴虚的主要病机以及病位在肾、常涉及脾的中医病位认识相符。

古籍条文中未发现有关针灸及相关疗法治疗早期 DKD 的记载,而纳入的现代临床试验研究也非常有限。三个 RCT 分别报道了艾灸、穴位贴敷和穴位埋线疗法均可降低尿白蛋白排泄率,但是研究都没有对安全性进行报道。1个病例报告报道了患者经针灸治疗后,尿白蛋白排泄率下降。但由于研究的方法学质量偏低影响了结果的可信程度,所以现有的临床研究证据尚不足以明确针灸及相关疗法治疗早期 DKD 的确切疗效。

五、常用针灸疗法的证据总结

为了全面了解针灸疗法治疗早期 DKD 的整体证据,我们把指南和教科书中提到的穴位(第二章)和临床研究中(第七、九章)最常用穴位进行了从古至今的梳理,旨在为读者呈现一个治疗早期 DKD 的针灸穴位使用概貌(表 10-3)。

表 10-3　常用针灸穴位的证据总结

穴位名称 （国际编码）	临床指南/ 教科书 推荐	古籍引用 （条文数）	临床研究证据 （第五章）			中医综合 疗法临床 研究证据 （第九章）
			RCTs （研究数）	CCTs （研究数）	NCS （研究数）	
针灸						
肾俞（BL23）	是	0	0	0	1	2
脾俞（BL20）	是	0	0	0	0	1
三阴交（SP6）	是	0	0	0	0	1
命门（GV4）	是	0	0	0	0	0
太溪（KI3）	是	0	0	0	1	1
关元（CV4）	是	0	0	0	0	0
足三里（ST36）	是	0	0	0	1	2
中极（CV3）	是	0	0	0	1	0
委中（BL40）	是	0	0	0	0	1
肝俞（BL18）	是	0	0	0	0	1
志室（BL52）	是	0	0	0	0	1
复溜（KI7）	是	0	0	0	0	1
阴陵泉（SP9）	否	0	0	0	1	1
中脘（CV12）	否	0	0	0	1	0
地机（SP8）	否	0	0	0	1	1
艾灸						
肾俞（BL23）	否	0	1	0	0	0
膈俞（BL17）	否	0	1	0	0	0
穴位贴敷						
肾俞（BL23）	否	0	1	0	0	0
穴位埋线						
肾俞（BL23）	是	0	1	0	0	0
脾俞（BL20）	是	0	1	0	0	0
足三里（ST36）	是	0	1	0	0	0
耳穴						
肾（CO10）	是	0	0	0	0	0
胰胆（CO11）	是	0	0	0	0	0
三焦（CO17）	是	0	0	0	0	0
内分泌（CO18）	是	0	0	0	0	0

RCTs:随机对照试验；CCTs:非随机对照试验；NCS:无对照研究

临床研究中常用的针灸穴位主要是肾经和脾经的穴位,刺激手法主要运用补法,这与 DKD 的病机和病位相符。指南中推荐用于各个证型的肾俞穴,在针灸、艾灸、穴位贴敷和埋线等多种针灸疗法的临床研究中都有使用。但这些研究中都是肾俞配合其他穴位进行治疗,且研究的数量有限,研究的方法学质量偏低,肾俞穴的刺激效应尚未明确。

六、其他中医疗法的整体证据与总结

这部分总结的证据来自于第二、三、八章。其他中医疗法的证据情况汇总见表10-4。指南和教科书中推荐太极拳、八段锦、五禽戏等健身运动和中药食疗对 DKD 患者起到辅佐治疗作用。可针对患者的体质和病情选用食疗的方药。临床研究对太极拳和食疗治疗早期 DKD 的疗效进行了评价。虽然古籍条文中没有相关疗法的记录,但临床研究里食疗使用到的小茴香、天花粉等中药也是古籍中治疗 DKD 常用的药物。单个 RCT 结果显示,24 式太极拳联合厄贝沙坦、食疗配合常规治疗均可降低血肌酐水平和减少白蛋白尿以及蛋白尿,且在研究期间均没有发生不良事件。但是研究的样本量和方法学质量降低了我们对结果的确信程度。

表 10-4　其他中医疗法的证据总结

干预措施	临床指南/教科书推荐	古籍引用（条文数）	临床研究证据（第五章）			中医综合疗法临床研究证据（第九章）
			RCTs（研究数）	CCTs（研究数）	NCS（研究数）	
太极	是	0	1	0	0	0
八段锦	是	0	0	0	0	0
气功	是	0	0	0	0	0
药膳	是	0	1	0	1	0

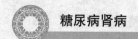

七、证据的局限性

尽管我们已尽了最大的努力去广泛收集能够获得中医治疗 DKD 的相关证据,但是各方面数据仍有可能存在遗漏和缺失。

为了总结现代中医临床实践的概况,我们整理了在发表或出版时属于当时权威的指南和教科书。只有在多部指南或教科书中提及的证型、疗法和方药才列举在第二章里。所以部分较少提及的中医证型和可能有效的疗法并未全部涵盖在本书中。

第三章中医古籍分析的条文主要来自于第 5 版《中华医典》中所包含的中医古籍文献。虽然《中华医典》被称为迄今最大的中医电子图书集,但也并没有包含全部已知的古代医籍。因此研究中有所遗漏在所难免。更重要的是,中医古籍中没有 DKD 的病名记载。我们整理了大量与 DKD 和糖尿病症状、体征相类似的古代病名进行一一测试,并就这些古代病名和现今 DKD 的吻合程度进行了全国范围的专家问卷调查,最终确定特异性较好的三个检索词。特异性好,能命中与现今 DKD 较为相符的条文,但是却无法涵盖全部可能与 DKD 相关的条文。

此外,由于这些古籍条文是由众多医家所著,且在历史长河中流传至今,当中必有语法和语义的变化;而且在书稿刊印和抄写过程中难免存在错误,因此也可能有些条文的本意被曲解和/或误译。同样的,在中药名标化的过程中,随时间和地域的变化,也可能会产生标化错误的情况。

再者,如前所述,古代没有 DKD 这一诊断,且 DKD 的现代诊断基于客观的实验室检测,而这是古籍条文无法提供的信息,所以在古籍条文的筛选过程中,我们是根据条文描述的症状和体征与 DKD 的符合程度来判断。我们根据判断标准将条文分为"非 DKD""可能是 DKD""较符合 DKD"和"最符合DKD"等四类,并分析了"较符合"和"最符和"这两类条文的处方用药。但是即使是判断为最符合 DKD 的条文,我们也无法确定其描述的疾病就是现今的DKD。所以我们无法得出如"最符合"的条文中使用的方药比"较符合"的条文中使用的方药用于治疗 DKD 更有效的结论。不过,第三章中总结的常用方药可为往后的研究提供思路和参考。

在现代临床研究方面,通过全面检索,研究证据来自于多个中英文数据库检索到的大量文献,一些文章在筛选过程中极有可能被遗漏或误分类。为了聚焦中医治疗早期 DKD 的疗效和安全性,我们制定了多项纳入和排除标准对研究进行筛选,排除了诊断和分期不明确的研究。其中有可能排除了一些实际符合我们研究目的,但细节描述缺失的研究。

评价中医治疗措施疗效的最佳可获得证据来自于 RCT。以下因素可增强证据的强度和可信度:严谨的研究设计和实施、足够的样本量和纳入的受试者与临床实践相符、多个研究得出一致的结果。

条件允许的情况下,我们对多个研究合并进行定量分析。由于原始研究之间存在纳入人群人口学特征、疾病程度、合并症以及结局指标选择和测量方法等差异,故 meta 分析合并的结果存在一定程度的异质性。我们将疗程、基础肾功能、中医证型和中药组方等因素进行亚组分析,以期分析异质性的可能来源以及得出更有针对性的疗效评价结果。上述因素可以解释部分的异质性,但有部分异质性依然无法解释。所以,本书中所有的 meta 分析都采用了随机效应模型,提供更为保守的效应量估计。

我们纳入的文献普遍存在试验设计和实施过程的细节描述不足的情况,如随机序列产生、分组隐藏和盲法等。不良事件的报告及其质量也有待加强。这些信息的缺失均影响了结果的精确性和可信度,并导致了证据质量降低。

鉴于纳入的临床研究数量众多,我们无法呈现每个研究干预措施的具体细节。所以我们采用频数分析来总结中医治疗早期 DKD 的临床研究中常用的方剂、中药和针灸穴位等。一般情况下,我们没有对出现频率低的干预措施进行报告。在大数据背景下,一些可能有效但出现频率较低的干预措施会被忽略。为此,我们提供了纳入研究的详细清单,供读者们对感兴趣的研究和结果溯源。另外,需要注意,高频使用和研究的方、药、穴位并不等同于最有效的方、药和穴位。高频使用的中医干预措施仅为读者提供研究和临床上的思路和参考。

根据我们的纳入排除标准,纳入研究的受试者是成年Ⅰ～Ⅲ期 DKD 的患者(无论 1 型或 2 型糖尿病)。所以本书整理的证据无法推广到儿童、青少年和晚期 DKD(大量白蛋白尿或尿毒症)的患者。同理,纳入研究全部在亚洲实施,且受试者绝大部分是汉族人群,中医治疗措施对其他民族和人种的疗效尚未能明确。此外,合并估计效应是基于两组治疗后的数据对比,meta 分析结果显示两组间有统计学差异,但这一差异是否具有临床意义仍需进一步考虑。

所以,在解读前面章节的结果时需要考虑到上述的局限性因素。

八、临床指导意义

本书参考了中医教科书和基于专家共识的中医临床指南,对 DKD 的中医辨证和治疗进行了总结;对中医古籍中的相关条文进行了梳理,为现代中医临床实践提供一些启示;检索、分析了中医临床试验研究,以期获得中医治疗早期 DKD 现有的最佳临床证据。

纳入的研究大部分没有报告受试者的中医辨证,我们根据这些研究高频使用的方药,以方测证,推测气阴虚兼血瘀证可能是 DKD 的核心证候。

目前可获得的临床研究证据,由于治疗和随访时间大部分小于 6 个月,病死率、心血管事件、疾病进入终末期、血肌酐翻倍等患者重要结局都未能观察到。现有的临床证据主要基于肾功能实验室指标,证据级别是低或极低,其结果表明:

- 口服中药作为辅佐疗法可使早期出现微量白蛋白尿的 DKD 患者减少白蛋白尿、降低血肌酐和调节血脂水平;
- 口服中药对肾功能的改善作用可能需要连续治疗三个月以上才能见效;
- 口服中药配合基础治疗在 eGFR>60ml/min 的患者中疗效较好;但联合 AECI 或 ARB 使用时,在 eGFR<60ml/min 的患者中显示疗效;
- 中药和 AECI 合用时,中药可减少 AECI 所致的干咳;
- 小部分患者口服中药可能会出现胃肠道不耐受,如果出现严重呕吐和/或腹泻,应该停止继续服用,并注意监测水、电解质情况。

（由于纳入的大部分研究均是对自拟方的疗效评价,所以以上主要是对中药治疗早期 DKD 整体疗效的证据概括。单方和中成药的临床证据请参考第五章。）

- 艾灸、穴位贴敷、穴位埋线等可能减少尿白蛋白,肾俞穴可考虑在各种证型和针灸疗法中使用。

- 太极拳和食疗均可减少尿白蛋白,且未见不良事件发生。

以上证据主要来源于汉族成年患者的研究,对于儿童、青少年和其他民族、人种是否适用,需要考虑机体生理特征和生物学差异。另外,因为纳入的研究观察周期较短,中医治疗措施的长期疗效和安全性尚无法定论。

对于中药的安全性,大家最为熟知的是马兜铃酸肾病。包括中国在内的多个国家和地区已禁止继续使用与马兜铃酸肾病相关的关木通、广防己和青木香等中药。本书纳入的所有临床试验使用的方药不包含任何含有马兜铃酸的中药。目前尚未发现中医或中西医结合治疗 DKD 的严重不良反应。但是,由于这些临床试验对不良事件的报道不足,加上干预措施(中医和中西医结合)复杂多样,以至我们尚无法完全确认中医和中西医结合的安全性。

九、研究指导意义

中医药治疗 DKD 的临床试验众多,但是基于明确的研究假设或临床问题、设计和实施严谨、随访周期长、疗效和安全性数据报告完整的大样本临床研究尚缺如。针对既往研究的情况,未来开展中医药治疗 DKD 的临床试验可从以下方面考虑:

(一) 研究假设和临床问题

1. 开展临床试验评价,在 DKD 肾功能损伤血肌酐升高(SCr>264μmol/L)的患者中使用中药联合 ACEI 或 ARB,是否能减少尿白蛋白的同时延缓甚至改善肾功能?

2. 治疗 DKD 患者,中药、针灸、太极拳、食疗等不同中医疗法的起效时间分别是多久? 最佳疗程分别是多久?

3. 治疗 DKD 患者,中医治疗措施干预时间越长是否疗效更好?

(二) 研究设计

1. 在研究实施前进行注册登记,并提供详细的试验研究方案。

2. 提倡研究团队中包含方法学专家和统计学专家,并且在试验设计一开始就参与其中。

3. 对受试者、研究人员尽可能采用盲法;结局评价者和统计人员需要独立的第三方人员进行,并对其设盲。对于中医药的临床研究,盲法实施的一大障碍在于中药、针灸等安慰剂或安慰措施的实施。口服的中药还是以汤剂为主,药物特殊的气味、口感和颜色等都是增加安慰剂制作难度的因素。临床研究中,可将中药装入与对照药外形相同的胶囊或做成片剂、丸剂等剂型以达到双盲的目的。但改变剂型可能会改变药代动力学参数或药效学的特性,需要有生物利用度证据及相关技术资料支持。对于针灸等操作性治疗措施,多种针刺、艾灸和拔罐等安慰装置的研发使这些操作性治疗措施临床试验的盲法实施变得可行。

4. 临床结局指标的选择需要注意:临床重要结局,如病死率、终末期肾脏病(ESRD)发生率和心血管事件等应该纳入观察指标中。临床研究应设计足够长的随访周期和对样本量进行估计,才能通过肾病临床主要终点/结局指标来评价中医干预措施的长期疗效。

其次,白蛋白尿和蛋白尿与 DKD 预后的相关,故 DKD 临床治疗的主要目标之一是减少尿白蛋白和尿蛋白。白蛋白尿的评价指标有尿白蛋白排泄率(AER)和尿蛋白肌酐比(ACR),两个指标又有多种尿液样本收集方法和检测单位。研究中指标选择和检测方法的不一致性使研究间的结果难以比较。建议未来的研究选择指南推荐的数值更加稳定且检测方法更方便的 ACR 作为评价白蛋白尿程度的指标。

5. 在安全性研究方面,需要有一个专门的管理委员会对不良事件发生及其处理和研究对象的脱落原因进行监控和管理。

6. 中医疗法的长期安全性评估,RCT 由于纳入研究人数和观察时间限制,需要考虑采用长期随访的队列研究或上市后监测研究才能获得比较可靠的潜在不良反应的数据。

7. 增加卫生经济学的内容,对治疗措施进行成本效果、成本效益和成本效用等分析,为卫生政策的制定提供数据参考。

(三)研究报告

已发表的中医药临床研究的文献报告普遍过于简单,存在研究的设计和实施的细节、疗效和安全性结局等信息报告不完全的情况。以上信息的缺失均降低了研究的影响力和结果的可信度。这些已发表的文献可提供的信息有限,无形中成为了研究资源的一种浪费。研究报告应遵循相应研究类型的报告发表声明的要求,如病例报告的 CARE 声明、观察性研究(队列研究、横断面研究、病例对照研究)的 STROBE 声明、RCT 的 CONSORT 声明等。随着中医药临床研究数量的增加以及中医药干预措施自身的特色,针对中医药 RCT 报告的系列声明也先后发表,如针灸的 STRICTA 声明和最近更新的中药方剂的 CONSORT 拓展版。各类报告声明可从网页上面获取(http://www. equator-network. org)。

　　另外,第六章概括了古籍和临床研究中常用的药物的基础实验研究的结果。目前,中药治疗 DKD 作用机制的物质基础研究主要集中在药物的单个活性成分(单体化合物)上。但单味药物就含有多种的化合物,且临床上常常是运用中药复方治疗疾病。所以今后的实验研究可探索不同组合的多种化合物之间的相互反应和延缓 DKD 进展的效果和可能作用机制。此外,中药主要作为辅佐疗法用于 DKD 的治疗,中药和常用西药之间可能存在相互反应。例如,因为 ACEI 和 ARB 类药物的作用机制,在肾功能受损严重的患者中使用该类药物会导致血肌酐进一步升高,但是研究结果却显示 GFR 中度下降的患者联合中药和 ACEI 或 ARB 类药物使用,血肌酐非但没有升高反而降低。这一现象背后发生的机制有待进一步研究。

参 考 文 献

1. 申弘道.加味真武汤治疗脾肾阳虚型糖尿病肾病 31 例.河南中医,2011,31(9):970-971

2. 宋爱军.加味真武汤治疗糖尿病肾病少阴证临床与实验研究.广州:广州中医药大学,2006.

3. 胡昌珍.真武汤治疗糖尿病肾病 68 例.中国老年学杂志,2012,32(24):5565-5566.

4. 王向梅.真武汤治疗糖尿病肾病疗效观察.中外健康文摘·医药月刊,2007(11):61-63.

5. World Health Organization.WHO international standard terminologies on traditional medicine in the western pacific region,2007.

6. Conboy LA,Wasserman RH,Jacobson EE,et al.Investigating placebo effects in irritable bowel syndrome:a novel research design.Contemp Clin Trials,2006,27(2):123-134.

7. Li X,Zhang J,Huang J,et al.Efficacy and Safety of Qili Qiangxin Capsules for Chronic Heart

Failure Study Group. A multicenter, randomized, double-blind, parallel-group, placebo-controlled study of the effects of qili qiangxin capsules in patients with chronic heart failure. J Am Coll Cardiol, 2013, 62(12): 1065-1072

8. Tian A, Zhou A, Bi X, et al. Efficacy of Topical Compound Danxiong Granules for Treatment of Dermatologic Toxicities Induced by Targeted Anticancer Therapy: A Randomized, Double-Blind, Placebo-Controlled Trial. Evid Based Complement Alternat Med, 2017, 3970601.

9. Tan JY, Suen LK, Wang T, et al. Sham acupressure controls used in randomized controlled trials: a systematic review and critique. Plos One, 2015, 10(7): e0132989.

10. Zhao BX, Chen HY, Shen XY, et al. Can moxibustion, an ancient treatment modality, be evaluated in a double-blind randomized controlled trial? - a narrative review. J Integr Med, 2014, 12(3): 131-134.

11. Lee MS, Kim JI, Kong JC, et al. Developing and validating a sham cupping device. Acupunct Med, 2010, 28(4): 200-204.

12. National Kidney Foundation. KDOQI Clinical Practice Guidelines and Clinical Practice Recommendations for Diabetes and Chronic Kidney Disease. Am J Kidney Dis, 2007, 49: S1-S180 (Suppl 2).

13. Gagnier JJ, Kienle G, Altman DG, et al. The CARE Guidelines: Consensus-based Clinical Case Reporting Guideline Development. Glob Adv Health Med, 2013, 2(5): 38-43.

14. von Elm E, Altman DG, Egger M, et al. The Strengthening the Reporting of Observational Studies in Epidemiology(STROBE) Statement: guidelines for reporting observational studies. Int J Surg, 2014, 12(12): 1495-1499.

15. Schulz KF, Altman DG, Moher D, CONSORT Group. CONSORT 2010 statement: updated guidelines for reporting parallel group randomized trials. Obstet Gynecol, 2010, 115(5): 1063-1070.

16. MacPherson H, Altman DG, Hammerschlag R, et al. Revised STandards for Reporting Interventions in Clinical Trials of Acupuncture(STRICTA): Extending the CONSORT statement. J Evid Based Med, 2010, 3(3): 140-155.

17. Cheng CW, Wu TX, Shang HC, et al. CONSORT Extension for Chinese Herbal Medicine Formulas 2017: Recommendations, Explanation, and Elaboration. Ann Intern Med, 2017, 167 (2): 112-121.